视觉疲劳检测技术及应用

孙贵磊 著

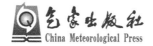

气象出版社
China Meteorological Press

图书在版编目(CIP)数据

视觉疲劳检测技术及应用/孙贵磊著. --北京：
气象出版社,2019.8
ISBN 978-7-5029-7028-4

Ⅰ. ①视… Ⅱ. ①孙… Ⅲ. ①视觉-疲劳(生理)-诊
断 Ⅳ. ①R770.43

中国版本图书馆 CIP 数据核字(2019)第 178929 号

Shijue Pilao Jiance Jishu Ji Yingyong
视觉疲劳检测技术及应用

出版发行：气象出版社

地　　址：北京市海淀区中关村南大街 46 号　　**邮政编码**：100081

电　　话：010-68407112(总编室)　　010-68408042(发行部)

网　　址：http://www.qxcbs.com　　**E - m a i l**：qxcbs@cma.gov.cn

责任编辑：王元庆　　　　　　　　　　　**终　　审**：吴晓鹏

责任校对：王丽梅　　　　　　　　　　　**责任技编**：赵相宁

封面设计：博雅思

印　　刷：北京中石油彩色印刷有限责任公司

开　　本：710 mm×1000 mm　1/16　　**印　　张**：7.75

字　　数：156 千字

版　　次：2019 年 8 月第 1 版　　　　　　**印　　次**：2019 年 8 月第 1 次印刷

定　　价：36.00 元

前　言

目前,视觉疲劳领域的科研工作正进行的如火如荼,科研工作者们从各个方面对视觉疲劳进行研究,期望可以对视觉疲劳进行精准识别,辨识出作业人员是否处于疲劳状态,以期对作业人员进行提醒乃至进行远程协助,降低事故的发生概率,尤其在交通领域、视频监控作业领域等,对视觉疲劳均有较高的要求。各国学者基于自身的研究特长,采用各种各样的研究方法提取人体相关视觉疲劳的特征,以科学的研究方法对视觉疲劳进行深入探索,取得了丰硕的成果。但目前尚未在视觉疲劳领域形成专门性的著作。本书对目前视觉疲劳领域的应用研究进展进行综述,并对当前常用的视觉疲劳研究方法进行介绍,包括问卷调查法、主任务测量法、闪光融合频率法、面部视觉特征检测法(眼部参数检测法、嘴部特征检测法)以及生理信号分析法等十余种视觉疲劳检测方式,并提出了各种方法的优缺点及应用过程中存在的问题。作者基于实验,对目前在视觉疲劳领域的个人研究成果进行介绍,主要是采用多技术融合分析 3D 视频作业领域所致视觉疲劳问题,期望能够抛砖引玉,有更多好的著作以及更为成熟的方法得以面世,并能在现实生活中得以应用,降低因视觉疲劳导致事故发生的概率,为人类智能化的安全幸福生活添色添彩。

本书的编辑过程中,李琴、万姿洁、杨雨欣、于高洋、林云、徐璐遥等提供了帮助,在此表示感谢。由于作者本人水平有限,存在阐述不当之处敬请读者批评指正。

目　录

第1章 视觉疲劳基础

1.1 视觉疲劳简介

视觉疲劳(Visual fatigue/Asthenopia),简称视疲劳,是一种用眼睛工作时产生的非特异性主观症状的综合征,包括视觉模糊、头疼、眼干、复视等症状,常在长时间用眼注视视屏终端、阅读或进行精细视觉作业后出现[1]。视觉疲劳最先由 William Mackengin 于 1843 年予以描述,明确说明了视觉疲劳包括视力模糊、流泪、头疼三大特征。当眼睛出现了这一系列症状后,可能影响到人们的内心活动,即有可能会出现厌烦、抵触、紧张、焦虑等情绪,影响人们的学习、工作和生活。

虽然人类有着几千年堪称悠久的文明史,但从人类的文明发展史和生物发展史进行考察可以肯定地说,人类的生物发展进程比人类文明发展的进程要缓慢得多。人类文明和工业技术的不断进步对视觉作业精细程度的要求也随之大幅度提高,使人们产生视觉疲劳的概率大大增加,如:

(1)视觉作业的时间延长;

(2)近距离工作在工作中所占的比例加大;

(3)电脑终端的广泛普及应用;

(4)智能手机的广泛使用。

这也正是在现代社会中造成人们视觉疲劳增多的原因。例如笔记本电脑、手机等电子办公设备的普及为人们随时随地展开文字相关工作提供了极大的方便,但这也是人类眼睛进行超负荷工作的最为重要的媒介。

在当今时代,社会生存与谋生竞争的激烈,要求人们始终保持进行高效率工作的能力与潜能,很多作业人员及科技人员用眼强度增大,这也正是今天发生视觉疲劳比较多的原因所在。

1.2 视觉疲劳的致因

关于视觉疲劳发生原理的描述,从医学角度来讲,最早是由 Donders 在 1864 年提出的,他认为屈光不正和过度调节是视觉疲劳发生的基本原因[2]。在 Donders 的启发下,很多学者开始进行屈光不正对视觉疲劳影响方面的研究。一直到 20 世纪初,才有人开始注意到眼外肌的肌力平衡与视觉疲劳的关系。Steven 首先提出了隐斜视能够引起视觉疲劳的论点,这一论点现已为大家所公认。之后,两眼(视网膜)像不等的问题也引起了眼屈光学界的注意,因而又有人提出两眼像不等所引起的视像不等、物象畸变以及视物倾斜等症状是引起视觉疲劳的因素。

一般而言,因视网膜的原因引起的视觉疲劳比较少见。但是可以肯定地说,随着对视像不等测量设备的普遍采用和等像透镜矫治两眼像不等的广泛应用和普及,由两眼视像不等所引起的视觉疲劳一定会获得明显的改善。虽然两眼视像不等引起的视觉疲劳最根本的原因是在视网膜上,但视觉疲劳的产生仍是由视觉高级中枢对视像不等的融合、代偿与抑制和生理适应的过程中所产生的视觉系统的高张力状态所引起,这才是产生视觉疲劳的最根本原因。

从人机学的角度来看,导致视觉疲劳的原因主要包括三个方面的因素:人的因素、机的因素与环境因素。

1.2.1 人的因素

人的因素主要指人的眼部及机体的因素。眼部因素主要是指眼部疾病等引起的,如眼的生理状态、眼的疾患(青光眼、白内障及视神经等的改变)以及屈光矫正的不良状况都会引起视觉疲劳,该内容主要属于医学方面,此处不再赘述。除眼睛之外,由于人体的各个器官之间都是互相联系、互相影响的,一名身体虚弱者与一名健康者相比,身体虚弱者的机体活动能力、思维能力以及知觉能力都会表现出一种力不从心的综合状态,这样的人达到疲劳的阈值会比正常人低很多,也就更加容易发生疲劳,在疲劳产生的过程中,除体力方面的疲劳最容易出现外,最多见的莫过于视觉疲劳。身体方面的原因包括:机体的过度疲劳、营养不良、身体虚弱、睡眠不足、心绪不宁和精神紧张等。在这种状态中,身体的各个部分都可能没有明确的病理改变,但在从事视觉观测和注视时会感到非常不舒适,便会引起视觉疲劳,甚至导致较重的视觉疲劳。此外,在长时间从事简单重复性劳动时,心理负荷就会增大,也就容易诱发视觉疲劳;在从事极为精细的视觉作业时,必须在机体各种器官和各种神经和肌肉的高度协调下,才能实现视觉的精确注视与分辨,这种机体视觉的高张力状态也极容易造成视觉疲劳。

1.2.2 机的因素

机的因素属于一种客观因素,此处所指的"机"即为注视目标,这是导致视觉疲劳发生的重要因素。视觉疲劳只有在注视目标时才会发生。当我们注视目标时,目标的客观条件达不到最佳视觉功能要求时,眼的调节张力就会增大,这正是诱发视觉疲劳产生的基本条件。

一方面,注视目标的状况与性质可导致视觉疲劳。产生视觉疲劳与注视目标实际大小关系不大,而与观察目标细节的精细程度有着密切关系。注视目标细节程度越高,视觉疲劳发生的可能性也就越大。这是因为目标光进入眼睛后,目标细节所形成的视角接近于视阈值时,观察者一般都会采取缩短视距、增大视网膜像的办法,以达到提高视分辨率的目的。这种缩短视距的办法必然增加了调节力与集合力的付出,也就必然会增加视觉疲劳发生的概率。例如,阅读字体较小的文字材料和从事缝纫工、钟表维修工、精雕工、会计师等工作时,即便是较好的视力,由于长时期进行近距离的紧张工作也会导致视觉疲劳的发生。随着大型自动化生产系统中设备计算机化程度的不断普及与强化,从业者被限制在有限的空间,被固定在注视狭小的电脑终端(video display terminal,VDT)上,因此视觉疲劳的发病率更显突出。

另一方面,劣质印刷品因纸张污秽、字迹模糊、油墨浓度不匀、黑白图对比度不高、彩图套版套色错位都会给阅读带来分辨方面的困难,这也是增加视觉疲劳发生可能性不可忽视的原因。假如中、小学课本印刷质量太差,字体过小,就会让小读者缩短视距,增大调节力与集合力的使用,从而诱发视觉疲劳,还可能导致更多的小读者被诱发成近视眼。在躯体运动状态中,进行近距离注视与阅读,如行走或乘车时看书、站在路边看奔驰的汽车等,都需要不停地进行眼的调节与集合的调整,也必然会增大视觉疲劳发生的可能性,而这正是我们的交通警察容易较早和更易出现视觉疲劳的根本原因所在。

1.2.3 环境因素

环境因素主要指照明方面,不同强度的照明以及不均一的照明都是导致视觉疲劳的重要诱因,主要包括两个方面:照明强度和区域照明分布。

(1)照明强度

照明强度与视觉疲劳有着直接的关系,这种关系并非绝对,而照明强度到底对视觉疲劳的发生有多大的影响,这是一个很难精确界定的问题。视觉疲劳的发生与特定的人、特定的生理状况、特定的条件、特定的工作强度等综合情况是息息相关的,而这种特定的状况又是千差万别的。因此,不同的人视觉疲劳发生的频率、强度,对视觉工作的影响就会不同。在某一照明条件下,有些人在得到很好视力的同时,也会得到非常舒适的视觉心理感受;有些人在同样的条件下却会因视力不佳、视觉感受不良而无法投入正常工作,在这种情况,可能会给其生活带来一定的干扰。

照明光学条件可以简称为照明条件,这是保证获得最佳视觉分辨力不可缺少的条件。照明条件中最受人们关注的有两方面:照明光的强度和分布。

研究证明,照明和视力的关系如下:

$$S = K \cdot \lg I$$

式中:K 为常数值,随照明强度的变化而变化。

可以看出,视力(S)与照明强度(I)呈现对数相关性。在照明强度$\leqslant 0.1$ lm/m^{2}时,K 值较小;当照明强度大于 1 lm/m^2 而小于 53.8 lm/m^2 时,K 值较大;当照明强度> 53.8 lm/m^2 时,K 值将再度变小。也就是说,在低照明(I)条件下,虽照明条件改善,视力(S)增长的幅度会较慢。当照明强度在大于 1 lm/m²,照明条件的改善对视力提升影响则呈陡峭上升模式;但当照明强度超过 53.8 lm/m² 时,视力的上升速率又会缓慢下来。从上述现象可以出:人的暗适应和明适应存在着不同的机制。

从图 1.2.1 可以看出,照明不足对视力的影响是非常明显的。从工作性质考察,一般粗放的工作和精细的近距离工作之间的适宜照明强度的比值可达到 1:100。

一般而言,根据工作性质来选择适宜的照明强度方案,这是保证高质量工作与学习不可或缺的条件,也是最为妥当的方法。在超过视觉生理适宜强度的高强度照明条件进行工作,对人眼视觉生理的干扰、对工作质量潜在负面影响都会产生百害而无一利的作用,既浪费了电力,也造成眼的痛苦。

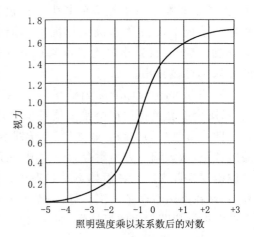

图 1.2.1　照明强度与视力

超高强度照明对提高视力的作用是极为有限的,甚至还会导致视力下降。但是,对视觉的眩光干扰的存在可能会引起一定程度上的心理不舒适和眼部痛苦,超高强度照明还会导致瞳孔的极度缩小而引发眼的疼痛。当瞳孔因过度收缩导致超限抑制时,瞳孔又会相对变大,此时,眩光干扰会更加明显,但疼痛症状则会明显减轻。

(2)区域照明分布

照明分布对视觉的影响同样是重要的。在视野的周边如有强光存在,就会使视力出现下降和视觉后像的视觉残留时间延长,从而导致视效率降低和精神心理上的干扰。这种在视野中出现的局部过强的光斑现象,就被称为眩光(glare)。照明眩光应当是视野照明分布状况中众多的问题之一,在此仅就眩光的分类及发生条件进行简要介绍。

① 眩光的分类:根据对视觉的影响不同,眩光大致上可分为以下 3 种。

(a)幕帘眩光

幕帘眩光(veiling glare)均匀地叠置在视网膜像上,会降低视像的光对比度,使视觉分辨率发生或大或小的影响。如夏天室外阳光下看书,高照明强度的阳光照在白色的页面上,就会产生幕帘眩光。此外,平滑的金属面也可以引起幕帘眩光。该类眩光因与镜面的反光相类似,因此又称为镜面眩光(mirror glare)。

(b)耀斑眩光

耀斑眩光(dazzling glare)是由外来的强光在眼的间质中散射所引起的一种眩光。这种眩光经常表现为人眼视野外侧上方的一个高亮度光斑(这类光斑有可能是圆形的,也可能是六边形的,边缘有可能是不清晰的),使视网膜的成像质量受到一定的影响。

(c)致盲眩光

致盲眩光(blinding glare)的致盲是一种暂时性的,大多由对面过强的光照射后,使视网膜对光的敏感度大幅度下降所造成,其影响与照相时的曝光过度所造成的相片像质不良的情况极其相似。致盲眩光是最常见的,也是对视觉影响最大的一种,一般情况下所致的盲视现象都是可以恢复的。

② 眩光的形成条件

造成眩光的光的性质并没有什么特殊改变,产生眩光作用有3个条件:

(a)眼本身的适应状态

眼本身的适应状态是造成眩光的主要条件,如眼处于暗适应中,即使不是很强的光也可以造成眩光。我们的眼睛在暗适应状态下更容易发生致盲眩光,如黑夜中看到迎面而来的汽车远光灯,被照射的眼就会出现暂时性视觉丧失,造成非常强烈的致盲眩光。

(b)光强度的对比度

光强度的对比度是指眩光与被观察目标之间的光强度对比。光强度对比越明显,产生眩光的可能性越大。黑夜中汽车远光灯造成的眩光会非常强烈,对视觉的影响程度比较严重;但在阳光下,汽车远光灯就不会产生眩光作用,当然也就不会引起任何视觉干扰。

(c)光线与视线的夹角

光线与视线间所夹的角度越小,眩光发生的可能性就越大,对视觉功能的影响也就越明显。此外,如果瞳孔反应灵敏,也可以起到防止一部分强光进入人的眼睛内,从而起到减轻眩光的作用。

1.3　视觉疲劳应用研究进展

1.3.1　交通领域

基于现如今对国内外的交通领域视觉疲劳的研究,绝大多数学者都集中于研究视觉疲劳检测方法,其中大部分的研究是通过监测人眼的状态来进行驾驶人员的疲劳判定,以及改善驾驶的环境,从而防止人的不安全行为和消除物的不安全状态。国内的驾驶疲劳检测研究起步于20世纪60年代[3],以监测生理参数为主。但是基于视觉的疲劳检测起步较晚,同发达国家相比还有很大的差距,不过经过几十年的努力,在驾驶疲劳检测方面也取得了一系列的成果。

随着计算机技术和计算机图像处理技术的迅速发展,以及高精度数字视频采集处理技术的不断进步,使得基于计算机视觉的疲劳检测方法越来越受到研究者的重视。目前在交通领域的研究中采用的方法是,首先进行人脸检测及定位,之后在既定的人脸区域内利用各个人脸器官的几何分布来定位眼睛及嘴巴。国外关于这方面的研究大部分是建立在美国联邦公路管理局 FHWA(Federal Highway Administration)以及美国联邦航空管理局(Federal Aviation Administration,FAA)的研究成果 PERCLOS(Percentage of Eyelid Closure)的基础上。[4]

Brandt 等[5]在 2004 年便提供了一个视觉驾驶员监控系统,用于监控驾驶员的头部运动以及眨眼模式。基于这些测量的特征,该系统能够检测疲劳和单调的症状。与现有系统相比,所提出的系统的主要优点是使用标准设备来实现良好的性价比,快速的计算时间,在黑暗中测量的可能性以及单调的考虑。图像分析以粗到精的架构实现。这样在理想和自然条件下成功测试了系统的性能。

隋博等[6]通过人脸检测,采用 AdaBoost 算法根据提取的面部特征,建立统计模型关系,从而得到驾驶员的疲劳程度,不断完善疲劳检测算法,检测到危险信号后及时发出警报,从而避免事故的发生;兰婷等[7]采用帧间差分法进行人脸检测,用分级检索的方法定位眼睛,通过眼睛的状态来反映驾驶员的疲劳程度,快速定位人脸并结合 Hough 变换检测眼睑,对数据进行分析,得到眨眼的 EOD 值,从而检测视觉是否处于疲劳状态;陈燕等[8]采用"警告刺激-命令刺激-运动反应"这一 CNV 范式来探讨视觉疲劳前后 CNV 的特点,结果表明视觉疲劳导致被试对刺激加工任务过程中注意朝向与选择能力下降,视觉疲劳会导致被试反应速度减慢,较长时间在高速公路上行驶,驾驶人受到外界环境刺激容易产生视觉疲劳,从而导致疲劳驾驶,驾驶人的注意力下降,应激能力减弱。

Ting 等[9]研究显示长时间驾驶引起的疲劳会严重影响驾驶员的警觉性和驾驶性能,并可能危及运输安全,研究结果显示,SSS 评分,反应时间(RTs)和不稳定驾驶性能随着时间的推移显著增加,表明过长的驾驶时间是疲劳相关事故的重要疲劳因素和潜在原因;姚瑶等[10]基于 AdaBoost 算法的人眼检测,通过 PERCLOS 疲劳检测方法,采用近红外摄像头在白天、黑夜等不同光照环境下获得较好的脸部图像,准确地定位人眼区域,从而判断驾驶员的疲劳状态;Mandal 等[11]提出了一种基于视觉的公交车驾驶员监控疲劳检测系统,包括头肩检测、人脸检测、眼睛检测、眼睛张开度估计,融合 PERCLOS 值和疲劳水平分类等模块,结果表明,当驾驶员倾斜视角的摄像机用于驾驶状态监测时,系统对于具有挑战性的情况的准确性和鲁棒性具有优势。

Zuojin 等[12]基于实际驾驶条件下的方向盘角度(SWA)和偏航角度(YA)信息来检测驾驶员的疲劳程度,分析了不同疲劳状态下 SWA 和 YA 的运行特征,计算了时间序列上短滑动窗口的近似熵(ApEn)特征,设计了"2-6-6-3"多级反向传播(BP)神经网络分类器,实现了疲劳识别的平均准确度为 88.02%;Lei 等[13]基于 AdaBoost 和核心相关滤波器(KCF)跟踪算法检测驾驶员的面部,通过级联回归的方法确定特征点,并获得眼睛和嘴巴区域,卷积神经网络(CNN)用于检测眼睛和嘴巴的状态,在此基础上计算疲劳检测的疲劳参数,能够准确地检测出口眼状态,并在许多情况下更有效地检测疲劳。

1.3.2 视频作业领域

对于视频作业这个领域来说,VDT 和 HDTV 及立体 HDTV 等的屏显,无论在生活学习还是工作上面,我们都离不开这些设备。在国内外的研究中,很多学者利用对人体的眼部变化的研究,还有对人体的生理信号特征进行检测,从而判定人是否处于疲劳状态,在研究中用不同的方式和技术展开。

Murata 等[14]为了确认由视觉显示终端(VDT)工作引起的视觉疲劳的每日累积,测量了视觉诱发电位(VEP)、近点距离(NPD)和临界闪烁融合(CFF),表明 VDT 工作可能会影响 VEP,NPD 和 CFF 评估的视功能,长期 VDT 工作导致的视觉疲劳可能趋于累积;Fukuta 等[15]使用贝叶斯网络表示视觉疲劳中的 VDT 信息和心理和生理信息等用户信息因果关联。结果显示视觉疲劳与 VDT 工作因素之间的视觉因果关系。

张智君等[16]以阅读速度、眼肌调节辐合时间和主观舒适性为测评指标加以研究,数据表明所测试的三项指标都随着 VDT 屏面亮度和文件背景照度的变化而发生变化,并推荐 VDT 屏面亮度的合适范围为 $15\sim20$ cd/m^2,文件背景照度的合适范围为 $300\sim450$ lx,同时应考虑 VDT 屏面亮度与背景照度水平的匹配性;Wang 等[17]研究调查了显示屏类型(CRT 和 LCD)、速度(250 和 300 wpm),文本/背景颜色组合(白底黑字,黑底白字,白底蓝字,白底红字,白底白字)的影响和跳跃长度(0.35 cm,0.7 cm 和 1.05 cm)的主体视觉表现和视觉疲劳的动态信息。研究结果表明,速度,文本/背景颜色组合和跳跃长度对受试者的视觉表现有显著影响。当速度为 250 wpm 时,受试者的搜索误差百分比低于 300 wpm。当文本/背景的色差变大时,主体的视觉表现得到改善。关于受试者的视觉疲劳,CFF 的差异受速度的显著影响。当速度为 250 wpm 时,CFF 的变化小于 300 wpm 的变化。

Yano 等[18]比较了在 4.5 m 的观看距离下由 HDTV 和立体 HDTV 引起的视觉疲劳,将主观测试方法测量视觉疲劳程度与客观测量值进行比较,发现在测试立体图像中出现了高度视差和运动量的局部低主观评价;Yano 等[19]对立体 HDTV 图像引起视觉疲劳的两个因素进行研究,发现当立体 HDTV 图像在相应的焦深范围内显示并且仍然保持在深度方向时,视觉疲劳程度几乎与诱导的相同,当在相应的焦深范围之外显示图像时,明显地引起视觉疲劳,还发现即使图像显示在相应的焦深范围内,如果图像根据步进脉冲函数移动深度,也会引起视觉疲劳;张爱华等[20]基于脉搏信号散点图分析了 VDT 视疲劳研究,以 Rechichi 提出的判断标准,实验后的疲劳症状问卷显示被试处于视疲劳状态,散点图中 SD1/SD2 下降显著($P<0.05$),提出 SD1/SD2 有望作为视疲劳状态诊断与评测的客观指标;张运红等[21]利用眼动追踪的方法研究线偏光与圆偏光 LCD 电视对于人眼视疲劳的影响,提出圆偏光的

LCD 电视优于线偏光的电视;陈燕达等[22]对比实验前后人体生理指标的变化,应用 BIOPAC 公司 MP150 型多导生理记录仪测量血氧饱和度(Sp O_2)、体温(SKT)、皮电反应(GSR)、心率(RATE)、心电图(ECG)等多项生理信号,方差分析的方法研究人体生理参数在视觉疲劳实验前后变化的显著性,结果表明,人体生理指标的变化与视觉疲劳状态具有一定的相关性,在人体视觉疲劳时,血氧饱和度显著上升,而心率显著下降;Hachiya 等[23]使用独立分量分析(ICA)方法提取与疲劳相关的信号,这些信号与疲劳感的主观症状之间的相关系数值很高,建议通过使用ICA,确定独立成分与工作压力,工作压力以及疲劳和压力状态下的主观疲劳感之间的关系。

1.3.3　休闲娱乐领域

现如今对于娱乐领域的视觉疲劳的研究,无论是国内还是国外,最多的是对于3D方面的研究,在研究前很多是采用问卷调查的方式选出被试,从而根据不同的情况分类进行实验研究。但是现在很多的实验还处于一个局限的阶段,还不能将得到的数据广泛化,只能运用到规定的场景内。

闫晓林等[24]为研究圆偏振光液晶显示对人体视疲劳的影响,圆偏振液晶电视组的分级视力下降在各测量时间点均比普通液晶电视组的要小,针对看电视节目和玩电脑游戏两个实验,普通液晶显示组试验前后眨眼频率的增加值明显大于圆偏振光液晶显示组。

Kim[25]提出了一种视觉疲劳预测度量,以代替立体图像的主观评估以及检测由不适当的拍摄参数或相机未对准引起的立体视觉障碍,通过使用 k 倍交叉验证在所提出的度量和主观结果之间的 Pearson 相关性,获得具有稀疏特征的 $78\%\sim87\%$ 和具有密集特征的 $74\%\sim85\%$ 的范围。

尹杰等[26]利用实验通过主观测量的方式,以不同的视差大小和视差组合作为自变量,将被试的主观舒适感作为因变量,研究 3D 显示和视觉疲劳的关系。与3D 显示同样的会让人产生不同程度的视觉疲劳、晕眩等不舒适症状,目前对这种不适感觉进行评估测量的方法有实验法、心理物理法、问卷调查法和电信号测量方法等。

Park 等[27]提出,与 2D 组中的受试者相比,在 3D 组中的受试者中观察到更加无序的心律模式和增加的心率(由 R 峰到 R 峰(RR)间隔确定),进一步表明 3D 观察诱导交感神经系统的持续激活并中断自主神经平衡。BioMedical Engineering On-Line[28]使用功能磁共振成像(fMRI)观察 3DTV 所引起的视疲劳,研究前后景深图像与视觉疲劳之间的关系,结果显示,在棋盘刺激期间,3D 组显示 BA8,BA17,BA18 和 BA19 中的脑活动比 2D 组更显著。通过 2D/3D 图像刺激证明 BA5,BA6,BA7 和 BA8 与立体感知密切相关,而且前景深度图像被证明对视觉疲劳的影响比后者更严重,此结果有助于合理观看 3D 电视以及正确设计 3D 场景。

陈燕燕等[29]利用客观视觉参量测量结果与主观调查问卷进行对比,结果显示,照明对 CFF 的影响显著,其他各项参数在两种电影版本(2D 和 3D)和两种照明环境下均没有显著性差异,这表明,虽然主客观的疲劳均显著增加,但不能说明观看 3D 视频比观看 2D 视频更易产生视疲劳。

Chen 等[30]研究表明 3D 电视对观众健康的潜在风险,尤其是视觉和识别功能,应该避免长时间观看 3D 电视,特别是对于身体发育的青少年,同时还指出 ALFF 技术和脑模块组织能够揭示视觉疲劳引起的内在变化,为 3D 电视疲劳评估奠定了基础。

参考文献

[1] T/CVIA0-9.显示终端视觉疲劳测试与评价方法.第 1 部分眼视功能测试方法[S].2016

[2] 呼正林.眼科屈光矫正学——验光后的光学处置[M].北京:军事医学科学出版社,2011.07

[3] 郑培,宋正河,周一鸣.机动车驾驶员驾驶疲劳测评方法的研究状况及发展趋势[J].中国农业大学学报,2001,6(6):101-105.

[4] 靳慧斌,于桂花,刘海波.瞳孔直径检测管制疲劳的有效性分析[M].天津:中国民航大学,2017c.

[5] Brandt T,Stemmer R,Rakotonirainy A . Affordable visual driver monitoring system for fatigue and monotony[C]// Systems, Man and Cybernetics, 2004 IEEE International Conference on. IEEE,2004.

[6] 隋博,赵永胜.基于视觉的可靠性疲劳驾驶检测技术研究[J].电视技术,2011,35(15):9-12,64.

[7] 兰婷,普杰信.视频图像中的视觉疲劳实时检测方法研究[J].计算机工程与应用,2012,48(35):147-150.

[8] 陈燕,邱佩钰,王东,等.视觉疲劳对事件相关电位中关联性负变的影响[J].中国安全科学学报,2014,24(02):3-8.

[9] Ting P H,Hwang J R,Doong J L,et al. Driver fatigue and highway driving:a simulator study.[J].*Physiology & Behavior*,2008,94(3):448-453.

[10] 姚瑶,杨艳芳,齐美彬,等.基于视觉的疲劳驾驶检测算法[J].合肥工业大学学报(自然科学版),2015,38(12):1623-1627.

[11] Mandal B,Li L,Wang G S,et al. Towards Detection of Bus Driver Fatigue Based on Robust Visual Analysis of Eye State[J]. IEEE Transactions on Intelligent Transportation Systems,2016:1-13.

[12] Zuojin L,Liukui C,Jun P,et al. Automatic Detection of Driver Fatigue Using Driving Operation Information for Transportation Safety[J].*Sensors*,2017,17(6):1212-.

[13] Lei G,Fei Y,Zhitao X,et al. Driver Fatigue Detection Method Based on Facial Behavior Analysis[J].*Computer Engineering*,2018.

[14] Murata K,Araki S,Yokoyama K,et al. Accumulation of VDT Work-Related Visual Fatigue Assessed by Visual Evoked Potential,Near Point Distance and Critical Flicker Fusion.[J].

Industrial health, 1996, **34**(2): 61-69.

[15] Fukuta K, Koyama T, Uozumi T. Representation of visual fatigue during VDT work using Bayesian network[C]// Soft Computing As Transdisciplinary Science & Technology, Fourth IEEE International Workshop, Wstst05, Muroran, Japan. DBLP, 2005.

[16] 张智君, 朱祖祥. VDT 屏面亮度和文件背景照度对视觉核读作业的影响[J]. 心理科学, 2001(01): 26-28+125.

[17] Wang A H, Chen C H, Chen M T. Effect of VDT Leading Display Design of Dynamic Information on Users\ Visual Performance and Visual Fatigue[J]. *Journal of the Chinese Institute of Industrial Engineers*, 2002, 19(2): 69-78.

[18] Yano S, Ide S, Mitsuhashi T, et al. A study of visual fatigue and visual comfort for 3D HDTV/HDTV images[J]. *Displays*, 2002, **23**(4): 191-201.

[19] Yano S, Emoto M, Mitsuhashi T. Two factors in visual fatigue caused by stereoscopic HDTV images[J]. *Displays*, 2004, 25(4): 141-150.

[20] 张爱华, 王业泰. 基于脉搏信号散点图分析的 VDT 视疲劳研究[D]. 兰州: 兰州理工大学电气工程与信息工程学院. 2010

[21] 张运红, 赵朝义. 线偏光与圆偏光 LCD 电视对人眼视疲劳影响的眼动评估[D]. 北京: 中国标准化研究院. 2014

[22] 陈燕达, 屠彦, 王莉莉, 等. 视觉疲劳状态下的生理指标研究[J]. 电子器件, 2015, **38**(06): 1245-1248.

[23] Hachiya Y, Izumi H, Ogai H, et al. A method to extract signals related to fatigue during visual display terminal (VDT) operation using independent component analysis[J]. *Journal of Uoeh*, 2009, 31(3): 265.

[24] 闫晓林, 付东, 朱昌昌, 等. 圆偏振光液晶电视对视疲劳的影响[J]. 中国预防医学杂志, 2009(8): 798-800.

[25] Kim D, Sohn K. Visual Fatigue Prediction for Stereoscopic Image[J]. *IEEE Transactions on Circuits and Systems for Video Technology*, 2011, **21**(2): 231-236.

[26] 尹杰, 靳静娜, 刘志朋, 等. 观看 3D 影视所致不适感的 EEG 初步分析[D]. 中国医学科学院, 北京协和医学院生物医学工程研究所. 2012

[27] Park S, Won M J, Mun S, et al. Does visual fatigue from 3D displays affect autonomic regulation and heart rhythm? [J]. *International Journal of Psychophysiology*, 2014, **92**(1): 42-48.

[28] Chen C, Wang J, Li K, et al. Visual fatigue caused by watching 3DTV: an fMRI study[J]. *BioMedical Engineering OnLine*, 2015, 14(1 Supplement): S12.

[29] 陈燕燕, 王莉莉, 杨兰兰. 不同照明环境下 2D/3D 显示视疲劳研究[J]. 电子器件, 2016, **39**(02): 242-247.

[30] Chen C, Wang J, Lu X, et al. Assessment of 3DTV-related fatigue with resting-state fMRI[J]. *Signal Processing: Image Communication*, 2018: S092359651830184X.

第 2 章　视觉疲劳的研究方法

测量视觉疲劳的方法既是工效学领域的研究热点,也是眼科学关注的对象之一。工效学上多采用眨眼、瞳孔直径等眼部参数和人体生理电信号指标,而眼科学多采用固视微动与双眼视觉功能进行研究。由于视觉疲劳测量方法不同,其可靠性也有所不同,因此,测量视觉疲劳通常可以借助两门学科优势进行一定的互补。此外,同一类方法中其对疲劳的指标也不完全一致,例如,眼部参数可以用瞳孔直径及PERCLOS 值等方式;生理电信号与眨眼、瞳孔直径变化相比,接近于全身性疲劳的相关参数,不是直接从眼睛本身参数获取,不属于单纯测量视觉疲劳的问题,因此,对视觉疲劳的评估容易受到外界刺激的影响;如果将视觉功能用于测量作为视觉疲劳指标,可能受到被试本身眼功能好坏的影响,因此也会有一定局限性。

基于以上问题,本章将对有关视觉疲劳研究中常用的测量方法进行简要介绍。

2.1　问卷调查法

问卷调查法属于一种主观测评方法,国内外在视觉疲劳状态的诊断辨识方法中,问卷调查最为常用,这种方法非常简单,通过制定详细周密的问卷,要求被调查者据此进行回答以收集资料。问卷需要设置一组与视觉疲劳有关的问题,或者说研究人员为进一步了解所关注的视觉疲劳问题,专门编制的一份问题表格。问卷调查是科研人员在调查研究视觉疲劳过程中极为常用的一种常用工具,借助这一工具,研究人员可以对视觉疲劳进行较为准确、具体的了解,并应用统计方法进行统计描述与分析,获取所需要的信息。

目前,视觉疲劳的研究中最常用的是 Heue[1]与 Rafael[2]设计的调查问卷,这类问卷的设计主要是筛选不同的语义词汇,并设置不同的程度等级来反映被试的视觉疲劳状况,如表 2.1.1 所示。除了基于等级量表设计问卷外,还会用到自我报告(self-report)[3]、李克特量表(Liket)和语音区分量表[4]来设计问卷。Borg 量表常用于 VDT 作业疲劳研究,但其主要是用来分析骨骼肌疲劳的主观感受,并不适用于视觉疲劳的测量。主观测评方法和客观测评方法相比,其优点是不会对正在进行的实验产生干扰,均可在事后进行测量,评价方法统一且便于操作;缺点是评价结果是由不同被试的个人理解产生的,如果语义区分不明的话,主观因素的影响会导致被试很难做出恰当的选择,造成评价结果不能准确反映疲劳程度。

表 2.1.1　视觉疲劳主观评价表

序号	视觉疲劳症状描述	评分(0 根本没有,1 隐约感到,2 感觉明显,3 较为严重,4 严重)
1	眼睛疲劳	0□,1□,2□,3□,4□
2	眼睛疼	0□,1□,2□,3□,4□
3	要流泪的感觉	0□,1□,2□,3□,4□
4	眼睛干	0□,1□,2□,3□,4□
5	头痛	0□,1□,2□,3□,4□
6	眼睛模糊	0□,1□,2□,3□,4□
7	感觉眨眼变频繁了	0□,1□,2□,3□,4□

问卷调查法示例:

视疲劳症状问卷调查

姓名_____年龄_____职业_____日期_____

1.阅读或近距离工作时你是否觉得眼部疲劳或不适?　　　　　得分_____
从不——0分　有时——1分　经常——2分　频繁——3分

2.阅读或近距离工作时你有否头痛?　　　　　　　　　　　得分_____
从不——0分　有时——1分　经常——2分　频繁——3分

3.阅读或近距离工作时你是否觉得易困乏?　　　　　　　　得分_____
从不——0分　有时——1分　经常——2分　频繁——3分

4.阅读或近距离工作时,你的注意力是否不集中?　　　　　得分_____
从不——0分　有时——1分　经常——2分　频繁——3分

5.你是否对记住读过的东西感到困难?　　　　　　　　　　得分_____
从不——0分　有时——1分　经常——2分　频繁——3分

6.阅读或近距离工作时是否会出现重影?　　　　　　　　　得分_____
从不——0分　有时——1分　经常——2分　频繁——3分

7.阅读或近距离工作时你是否觉得文字移动、跳动、游动或在纸面上漂浮?　得分_____
从不——0分　有时——1分　经常——2分　频繁——3分

8.你是否觉得你的阅读速度慢?　　　　　　　　　　　　　得分_____
从不——0分　有时——1分　经常——2分　频繁——3分

9.阅读或近距离工作时你是否觉得眼痛、眼酸?　　　　　　得分_____
从不——0分　有时——1分　经常——2分　频繁——3分

10.阅读或近距离工作时你是否有一种眼球牵拉感?　　　　得分_____
从不——0分　有时——1分　经常——2分　频繁——3分

11.阅读或近距离工作时你是否会出现视物模糊或聚焦不准确?　得分_____
从不——0分　有时——1分　经常——2分　频繁——3分

12.阅读或近距离工作时你是否会"串行"?　　　　　　　　得分_____
从不——0分　有时——1分　经常——2分　频繁——3分

13. 阅读或近距离工作时你是否会不得不重复读同一行？　　　得分_____

从不——0分　有时——1分　经常——2分　频繁——3分

14. 你是否回避阅读或近距离工作？　　　　　　　　　　　　得分_____

从不——0分　有时——1分　经常——2分　频繁——3分

15. 你是否从视远转到视近或从视近转为视远聚焦困难？　　　得分_____

从不——0分　有时——1分　经常——2分　频繁——3分

　　　　　　　　　　　　　　　　　　　　　　　　　　　总得分_____

主观评分标准：

★得分<16分，视疲劳症状不明显，26≤得分≤28分疑似视疲劳，得分>28分，怀疑出现高度视疲劳症状。

采用问卷调查法获取视屏作业人员的疲劳状态，这种方法非常简单，可以获取任何研究人员关注的问题，但是实际使用时，被试经常无法准确区分不同答案之间的界限，回答的问题带有一定的主观色彩，通常依靠主观感受回答问题，无法客观量化视觉疲劳对人体的影响。

2.2　主任务测量法

主任务测量法是根据被试在实验中完成任务的表现来衡量视觉疲劳的程度，如，Eva 使用阅读速度和搜索相同字母（letter cancellation）来衡量视觉疲劳程度，如图 2.2.1 所示，它由八行混合大写字母组成，每个版本总共有十个相同的目标字母，被试人员在不知道指定字母出现在矩阵中的次数的情况下，必须尽快逐行搜索特定目标字母并划掉所有字母。最后计算所需时间和遗漏数量。对于这种测试方法，通过将执行任务所需的总时间除以找到的目标数，来计算每个目标所需的平均时间，因此这将权衡考虑速度-准确性。

```
QAYFWSXDCERVTFGBZHNU
FJMIKOLPAWFSXDRCETVGZ
BHUNFJIKOLPQFWERTZUIO
FPASDGEFHJKLEYXCVBNMQ
WASYRDXTFCGEVUHBIFJNO
KYEQAXWSCDVRBTGNZEHM
UJKIEOLPTKHBDTMYNCLAK
GHDJKASLOQITEURPWLKUZ
```

图 2.2.1　使用的五个测试之一示例

在此示例中,出现 10 次的目标是字母"E"。字母大小为 6 mm,观看距离约为 20～40 cm。

使用主任务测量法会因为任务各不相同,没有统一的标准,导致不同视觉疲劳实验之间难以对比。设计主任务时,主任务的疲劳程度不足以引起变化,另外,生活中的任务并不像实验中那么可控,实验还原现实程度可能会偏低。

作者在实验过程中采用了校对作业的方式,通过对比两组数的相同与否,测试视觉疲劳程度,参考示例如下,具体使用时可以依据此示例自行进行编制。

主任务测量法示例:

校对作业

要求:该校对作业主要有以下 20 组字符组成,并分两列给出,每列 5 组字符。每一组字符里同时含有数字和字母共 5 个,呈无规则状态出现。被试需要完成的任务是对每一组字符进行校对,若每一组的字符以及字符的顺序均一致(包括大小写的区别),则打"√",一项不一致则打"×"。需要注意的是,校对时请不要用笔或手指协助读取。请尽快完成。

1. 4udud 4udvd(　　)

2. nfsew nfsem(　　)

3. 89q3j 89q3j(　　)

4. due74 due74(　　)

5. hd74g hd74g(　　)

6. 5a20r 5a20r(　　)

7. mfysk mfywk(　　)

8. rhvyf rhvyf(　　)

9. d289e d289e(　　)

10. dytap dytaq(　　)

11. LKMSA LKNSA(　　)

12. Mhk9j mhk9j(　　)

13. 9370a 9370a(　　)

14. mnghi mnghi(　　)

15. 26swq 26swq(　　)

16. MN3IJ MN8IJ(　　)

17. Mysql MySql(　　)

18. 1yioo 1iyoo(　　)

19. 346xt 348xt(　　)

20. zcvbd zcvbd(　　)

2.3　闪光融合频率法

闪光融合临界频率(Critical Flicker Frequency,CFF),通常用 CFF 表示,反映了眼睛对光刺激在时间上变化的分辨能力,CFF 越高表明视觉敏度越高。视敏度指视觉系统分辨最小物体或物体细节的能力,是眼睛的一种基本功能。可作为视觉疲劳及精神疲劳的一种指标。

通过检验光强对闪光融合临界频率 CFF 的影响,验证 Ferry-Porter 定律:CFF 和闪光强度的对数成正比。若以 n 代表 CFF,I 代表闪光的强度,则 n 和 I 的关系公式如下:

$$n = a \lg I + b$$

式中:a、b 为常数。

2.3.1　仪器设备

闪光融合频率计又称亮点闪烁仪,如图 2.3.1 为 BD-Ⅱ-118 型闪光融合频率计。闪光融合频率计可以测量闪光融合临界频率,确定辨别闪光能力的水平,即视觉时间的视敏度,也可以检验闪光的色调、强度、亮黑比以及背景光的强度发生变化时对闪光融合临界频率的影响。视敏度是眼睛的一种基本功能,可作为视觉疲劳及精神疲劳的一种指标,测定人的闪光融合频率是测量人体疲劳的一种常用方法。

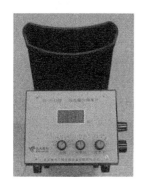
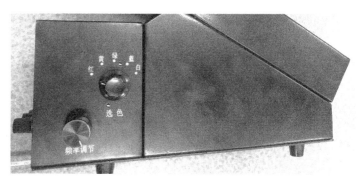

图 2.3.1　闪光融合频率计(亮点闪烁仪)

2.3.2　测试方法

测试步骤如下:

(1)接通电源;

(2)令被试双眼紧贴观测筒,观察位于视觉中央的亮点(初始的亮点闪烁频率值通常设为 10.0 Hz,也可依据经验来设置);

(3)根据实验目的和任务选择和设置背景光的强度、亮点的光强、亮黑比以及亮点的颜色；

(4)首先要求被试进行渐增实验，从初始亮点闪烁频率开始观察，逐渐增加频率，要求被试在刚好看起来不闪烁(融合)时立即停止调节，记下当时的频率值；

(5)接着要求被试进行渐减实验，通常从高于其看起来不闪烁频率的2倍频率开始观察；逐渐减少频率，要求被试在刚好看起来闪烁时立即停止调节，记下当时的频率值。

(6)通过重复步骤(4)和(5)，可对同一被试进行重复测试，建议测试次数3次以上。

(7)在测定闪烁临界频率时，调节频率的快慢由被试决定。

结果计算方法如下式：

$$M = \frac{1}{n} \sum_{i=1}^{n} \frac{M_{1i} + M_{2i}}{2}$$

式中：M_{1i} 表示从低到高调试后的最终值；M_{2i} 表示从高到低调试后的最终值；n 为测试次数。闪光融合频率受多种因素的影响，个体差异比较明显，总体范围在 $10 \sim 60$ Hz 之间。

利用闪光融合频率测量视觉疲劳时，由于人眼在辨识光是否闪烁的过程中，时间越长越容易导致疲劳，进而直接影响视觉疲劳测试效果。此外，当判定是否闪烁时，在闪烁频率较高的情况下，可能导致大脑中出现视觉影像，大脑对此进行判定时有一定影响，因而存在一定程度的主观因素。闪光融合临界频率受颜色和亮度因素的影响，因此，在视觉疲劳检测作业中，为保证测试的统一性，测试亮度与颜色应保持不变。

2.4 固视微动技术

固视微动(Involuntary eye movement)是在凝视很小的静止点视标状态下产生的极微小的眼球运动，是一种无意识的眼球运动，克服了传统视觉疲劳评价指标CFF 和调节近点距离在测量过程中存在的问题，能够客观、准确地反映视作业负荷状态下视觉系统的疲劳状况。固视微动由3种振幅、频率、速度等运动特性均不相同的运动成分构成：

(1)振幅很小、频率很高的生理颤动(tremor)；

(2)振幅相对较大间断出现的快速跳跃(flick)运动；

(3)速度缓慢的漂移(drift)运动。

这三种运动成分对视网膜上视像的形成起着重要的作用，运动特性的变化提供固视微动变化的信息。

顾力刚[5]利用眼球运动测量装置测量眼球水平方向的固视微动，水平和垂直照度与被试的眼睛高度进行 VDT 作业时相同，实验之前、1 h 后、2 h 后分别对固视微动(每次 60s)、调节近点距离进行测量,并采用问卷方式记录疲劳自觉症状,探讨利用固视微动评价视觉疲劳的可能性,结果如图 2.4.1、图 2.4.2 所示,

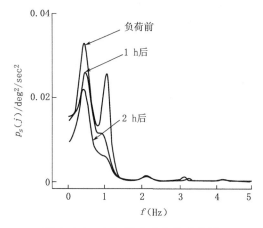

图 2.4.1　drift 运动成分的功率谱

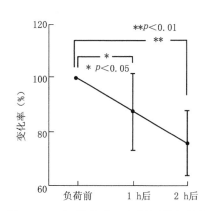

图 2.4.2　负荷前后 flick 振幅的变化率

图 2.4.1、图 2.4.2 中可以看出,drift 的主频率为 $0.4\sim0.6$ Hz,负荷后的主频率的峰值及 flick 振幅和速度与负荷前相比均显著降低,反映了固视微动的疲劳特性。固视微动是无意识的眼球运动,克服了传统视觉疲劳评价指标中 CFF 值和调节近点距离在测量过程存在的问题。因此,固视微动能够客观、准确地反映视作业负荷状态下视觉系统的疲劳状况,能够有效地评价视觉疲劳。

2.5　面部视觉特征检测法

人脸检测是人脸疲劳识别及预警的基础,只有当人脸被正确地识别出来后,才能进一步通过对人的眼睛和嘴巴的特征进一步识别。

人脸检测与定位即从不同的场景中检测出人脸的存在,将其从背景中分割出来,并确定其位置。这一过程主要受光照、噪声、头部倾斜度以及各种遮挡的影响。人脸检测与定位是进行人脸识别关键的第一步。在人脸识别这门技术中,要求处理的需求非常明确,就是可以在任何时间地点,任何光照条件下都能准确地获取到当前待检测人脸的具体描述。同时人脸检测还用于图像检索、通道入口监视、智能化人机交互等领域。

人脸检测的基本思想就是建立人脸模型,比较所有可能的待检测区域与人脸模型的匹配程度,从而得到可能存在人脸的区域。根据对人脸知识的一种利用方式,可以将人脸检测分为两大类,基于特征的人脸检测方法和基于图像的人脸检测方法[6,7]。第一种方法可以直接利用人脸信息,如肤色、人脸几何结构、运动信息、边界等等。不少的事实已经说明,人脸的颜色表现成为区分人脸肤色范围很好的措施,同时颜色数据的计算及归档明显、快捷,可以在多个方面符合算法的具体性要求,此外,人脸肤色的专门独

特性使得把人脸转动、增大和变小改变较好符合鲁棒性。这类方法大多用模式识别的经典理论,占人脸检测文献的大部分。第二类方法并不直接利用人脸信息,而是将人脸检测问题看作一般的模式识别问题,待检测图像被直接作为系统的输入,中间不需特征提取和分析,而是直接利用训练算法将学习样本分为人脸类和非人脸类,检测人脸时只要比较这两类与可能人脸区域,即可判断检测区域是否为人脸。

在对人脸进行处理的过程中,如图 2.5.1 所示,对脸型的处理有多个方面,主要包括如何让机器识别出一张脸、如何让数据收集设备随时捕捉到脸、获取数据后如何分析数据发展趋势以及脸部表情分析。由此,各种类型的人脸识别算法应运而生。目前,越来越多领域对人脸识别算法提出了具体的要求,包括对算法运行过程中的准确率、容错率以及执行效率等。

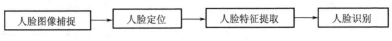

图 2.5.1　人脸识别过程

描述的过程中,要准确地描述出这张人脸的颜色,形状,显著特点等信息,必须提供一个可以忽略距离的限制,兼容普通光照强度对检测带来的影响。与此同时,在设计人脸识别系统的过程中,还需要充分的考虑,在人脸检测过程中的时效性要求。

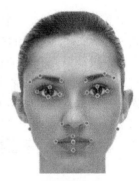

如图 2.5.2,在人脸检测算法中,可以获取到的数据可以分为两类,一类是彩色的信息,另一类是灰度信息,应用这两类信息分别对应基于颜色的人脸识别算法和基于灰度人脸识别算法。经过一段时间的发展,和具体应用业务需求的变化,越来越多的研究人员,采用了将颜色信息与未读信息综合考虑的方式达到识别的目的。

图 2.5.2　人脸的特征提取

2.5.1　眼部参数检测

视觉获得的信息占我们总信息量的 80% 以上,当人疲劳时,眼睛就会自发地闭合来进行休息,感知周围客观事物的能动性就会大大下降,从外界获取的信息量就会减少,对工作的影响非常大,尤其是对于大约 90% 的信息是从视觉得到的驾驶员。用眼部行为评定觉醒状态,眨眼时间及眨眼频率、瞳孔直径、PERCLOS 值等,这些参数与疲劳程度的相关性、稳定性和显著性方面均可用于对视觉疲劳的评定,可以用作观测作业人员觉醒状态的评定标准。

2.5.1.1　眨眼参数

(1)眨眼频率

眨眼频率(Blinking frequency),J. A. Stern 等心理学家认为眼睛越疲劳眨眼频率越快。早期的研究中,眨眼次数都是由照相机捕捉眼睛图像而确定的,现在可以通过多种途径获得眨眼频率,如通过图像处理、眼动仪和 EOG 测量的方法。

Lee[8]、Sakamoto[9]、Kim[10] 等都通过眨眼频率来反映观看不同的 VDT 引起的视觉疲劳程度,随着时间的延长,眨眼频率增加,并得出眨眼频率在 30min 之后变化很小。潘晓东[11] 提出使用眨眼时间均值作为评定疲劳程度的指标,其相关性、稳定性和显著性方面非常好,因而可以用作观测驾驶员觉醒状态的评定标准,同时,他指出,用眨眼时间均值观测驾驶疲劳时,将被试以年龄分组更加全面且合理。

在观看 3D 电视时眨眼频率先降低后增加,原因在于刚开始观看 3D 电视时人眼有一段适应过程,在适应后眨眼频率会降低。因此,用测量眨眼频率反映 VDT 引起的视觉疲劳时,需要注意 VDT 的类型、观看距离、观看时间、个体差异等对眨眼频率的影响。

利用图像处理获取眨眼频率的基本原理如下:

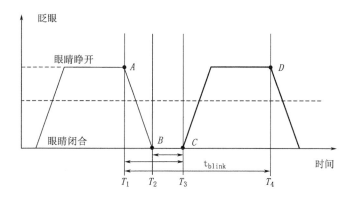

图 2.5.3　正常状态的眼睛睁开程度曲线

在一个眨眼周期内,眼睛的开合度与时间可以绘制二维曲线关系图,对应关系如图 2.5.3 所示。图中,A 点对应的时间为 T_1,作为眨眼周期起始时间;B 点对应的时间为 T_2,作为眼睛完全达到闭合状态的时间节点;C 点对应的时间为 T_3,作为整个闭眼状态结束的时间节点;D 点对应的时间为 T_4,作为下一次眨眼的起始时间,也是一个周期内完全开眼状态的结束时间点。一个周期的总时间的计算公式:

$$t_{blink} = T_4 - T_1$$

应该注意到的是,在人员刚刚进入疲劳状态时,每次眨眼的过程都比较缓慢,就是会慢慢地闭上眼再睁开,t_{blink} 的值会显著增加。若持续作业,则疲劳度会越来越高,t_{blink} 的值会越来越大。周期的变长是疲劳的一个显著特征,在一个周期内部,完全睁眼、完全闭眼和半睁半闭三种状态在整个周期中的比例也变得不同。

（2）眨眼检测结果

一次眨眼的周期时长的倒数,即为眨眼频率,因而,眨眼频率 f 可以表示为:

$$f = 1/t_{blink}$$

眨眼频率 f 可以用来衡量人员的疲劳程度,频率越低,则人员的疲劳程度越低,反之则越高。

目前,基于眼睑眨动的疲劳检测已经有较多的研究,而且市面上已经出现了以此为基础的检测设备。基于眼睑眨动的研究,大多使用眼睛闭合时间占特定时间的百分率(Percent Eyelid Closure,PERCLOS)作为疲劳指标。通常,人们眨眼时眼睛闭合的时间在 0.12~0.135 s。驾驶过程中,若闭眼时间超过 0.15 s,就很容易发生交通事故[11]。

经过实验统计,人眼正常闭合的帧的数目为 8~15 帧,标准状态下的眨眼周期为 43 帧,疲劳眨眼周期远大于 43 帧,试验中高达 102 帧。可以看出,在疲惫眨眼的情况下,持续闭合的帧数非常多。

眨眼检测可以很好地反映人体的疲劳状况,但是实际应用过程中有很多的问题,很大程度上依赖于眼睛的识别度,可能因复杂的环境导致失效,如很难捕捉到真正闭眼的瞬间以及眨眼会有拖影等。

(3)眼动仪检测结果

现代眼动仪的结构一般包括四个系统,即光学系统,瞳孔中心坐标提取系统,视景与瞳孔坐标叠加系统和图像与数据的记录分析系统。眼动有三种基本方式:注视(fixation),眼跳(saccades)和追随运动(pursuit movement)。眼动可以反映视觉信息的选择模式,对于揭示认知加工的心理机制具有重要意义。从近年来发表的研究报告看,利用眼动仪进行人机学及心理学研究常用的资料或参数主要包括:注视点轨迹图,眼动时间,眼跳方向(direction)的平均速度(average velocity)时间和距离(或称幅度 amplitude),瞳孔(pupil)大小(面积或直径),单位像素(pixel)和眨眼(Blink)。眼动的时空特征是视觉信息提取过程中的生理和行为表现,它与人的心理活动有着直接或间接的关系,这也是许多心理学家致力于眼动研究的原因所在。

目前,常用的眼动仪有 EyeLink 眼动仪、EVM3200 眼动仪、faceLAB4 眼动仪、EyeTrace XY 1000 眼动仪、SMI 眼动仪、Tobii 眼动仪等,这些眼动仪可以通过内部算法,用于视觉疲劳检测时,可以获取所有时刻的左右眼瞳孔直径及眨眼次数,同时可以通过片段划分,获取被试人员在某一段时间内的瞳孔直径及眨眼次数。

2.5.1.2 瞳孔直径

目前关于瞳孔直径大小的测量,多使用眼动仪。

Murata[12]评估视觉疲劳时得到:随着 VDT 作业时间的增加,瞳孔直径的最大值和最小值都在变小,这与被试的主观评价一致,反映了副交感神经活动水平和自主神经水平降低,并且产生了视觉疲劳。

Lee 等[13]在运用瞳孔调节速度快慢来比较不同屏幕(LCD 和 PDP)的视觉疲劳的程度,得出观看 LCD 屏幕的电视有较慢的瞳孔适应。王磊宇[14]提出通过测量瞳孔直径来判断视疲劳程度的方法,通过主观评价得出被试的视疲劳程度随着观看时间的增加而加剧,同时,被试的瞳孔直径也随着观看时间的增加而变大,因而瞳孔直径可以作为一种新的视疲劳度量指标,而当观看者的视疲劳处于中等水平时,观看者的瞳孔直径变化量为 0.4 mm,可将该值确定为观看舒适度的临界值。

静态视频作业也极容易导致疲劳。靳慧斌等[15]模拟民航塔台管制软件操作,用眼动仪采集了被试的瞳孔数据,通过分析不同航班流量下疲劳前后瞳孔直径的差异显著性以及变化趋势,指出被动疲劳随工作时间增加而增大,但瞳孔直径减小;主动疲劳随航班流量增加而增大,但瞳孔直径增大。同时指出,小航班流量下,被动疲劳占主要因素,疲劳后瞳孔直径显著减小;大航班流量下,最初主动疲劳对瞳孔直径影响占主要因素,瞳孔直径增大,随着工作时间的累积被动疲劳对瞳孔直径的影响逐渐增大,瞳孔变化趋势趋于平缓,当工作时间累积达到一定量的时候,被动疲劳对瞳孔直径的影响占主要因素,瞳孔直径逐渐减小,两种疲劳形式产生拮抗作用,共同制约瞳孔直径变化。因此,瞳孔直径指标可以检测管制人员视觉疲劳状态,从而准确地检测疲劳,进行疲劳预警、降低疲劳风险。

2.5.1.3　PERCLOS 值

PERCLOS 是指眼睛闭合时间占某一特定时间的百分率,根据眼睛闭合时间的长短与疲劳程度之间有着密切关系,眼睛闭合的时间越长,疲劳程度越严重的现象,是公认的、有效的精神生理疲劳程度的测量指标。

Wierwille 等[16]在驾驶模拟器上所做的试验结果显示,如图 2.5.4,以事故发生时刻为分界点,事故前的眼睛闭合持续时间明显比事故后的要长,最大值接近0.15s。在事故发生前 20 s 以前,眼睛闭合持续时间一直以上升的趋势逐渐变长,但在这个时间节点之后有所下降,并在事故发生前 10 s 突然变短。眼睛闭合持续时间与疲劳程度有密切的关系,眼睛闭合持续时间在事故之前 1 分钟比起其他时间要大得多。驾驶员眼睛闭合持续时间越长,疲劳程度越严重。因此,通过测量眼睛闭合持续时间的长短就能够确定驾驶疲劳的程度,这为其他行业的视觉疲劳检测也提供了借鉴。

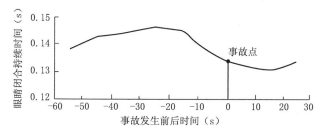

图 2.5.4　驾驶模拟器上测得的眼睛闭合时间与事故发生前后时间的关系

采用 PERCLOS 值评价驾驶疲劳的有效性,评价方法有 P70、P80 和 EM 三种判定标准,PERCLOS 的计算公式如公式 2.5.1 所示:

$$PERCLOS = \frac{眼睛闭合时间}{检测时间} \times 100\% \quad (2.5.1)$$

PERCLOS 是指单位的时间内(常见的为 1 min 或 30 s),眼睛要闭合到一定比例程度(一般为 70% 或 80%)所需要的时长。PERCLOS 方法的常用标准如下:

(1)P70:指眼睑遮住瞳孔的面积超过 70% 就计为眼睛闭合,统计在一定时间内眼睛闭合时间所占的时间比例;

(2)P80:指眼睑遮住瞳孔的面积超过 80% 就计为眼睛闭合,统计在一定时间内眼睛闭合时间所占的时间比例;

(3)EM(EYEMEAS):指眼睑遮住瞳孔的面积超过一半就计为眼睛闭合,统计在一定时间内眼睛闭合时间所占的时间比例。

图 2.5.5 显示了 PERCLOS 的测量原理,只要测量出 $t_1 \sim t_4$ 值就能计算出 PERCLOS 的值。

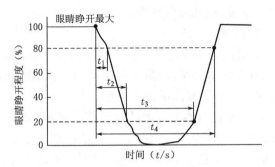

图 2.5.5　PERCLOS 值的测量原理

$$f = \frac{眼睛闭合时间}{检测时间} = \frac{t_3 - t_2}{t_4 - t_1} \times 100\% \quad (2.5.2)$$

式中:f 为眼睛闭合时间占某一特定时间的百分率,即 PERCLOS 值;

t_1 为眼睛睁开最大时刻(最大瞳孔)至闭合到 80% 所用的时间;

t_2 为眼睛睁开最大时刻至闭合到 20% 瞳孔所用的时间;

t_3 为眼睛睁开最大时刻至下一次 20% 瞳孔睁开所用时间;

t_4 为眼睛睁开最大时刻至下一次 80% 瞳孔睁开所用时间。

美国联邦公路管理局(FHWA)和美国国家公路交通安全管理局(NHTSA)在实验室中模拟驾驶,完成了 9 种疲劳检测指标的比较。结果证明,这些方法都能在不同程度上预测驾驶疲劳,而 PERCLOS 与驾驶疲劳的相关性最好。美国联邦公路管理局(FHWA)曾经检测 PERCLOS,头部姿势的变化,脑电图等方法的测试结果与疲劳的关系程度,结果显示 PERCLOS 中 P80 与客观疲劳程度的相关系数最大[17]。优先考虑把测量机动车辆驾驶员的 PERCLOS 作为车载的、实时的、非接触式的疲劳测评方法。PERCLOS 方法 3 个常用标准的皮尔逊相关系数对比如表 2.5.1 所示。

表 2.5.1 PERCLOS 的 3 种标准的皮尔逊相关系数

人员编号	PERCLOS			最大值
	P70	P80	EM	
1	0.89	0.92	0.89	P80
2	0.85	0.83	0.84	P70
3	0.95	0.97	0.95	P80
4	0.84	0.83	0.83	P70
5	0.94	0.94	0.95	EM
6	0.95	0.96	0.94	P80
7	0.92	0.92	0.92	P80
8	0.55	0.67	0.7	EM
9	0.78	0.77	0.71	P70
10	0.95	0.97	0.95	P80
平均值	0.862	0.878	0.868	

注:皮尔逊相关系数是一种度量两个变量间相关程度的方法。它是一个介于 1 和 −1 之间的值。其中,1 表示变量完全正相关,0 表示无关,−1 表示完全负相关。

实验研究中存在的个体差异是无法避免的,每一名实验对象都同时运用 PER-CLOS 方法的 P70、P80 和 EM 这 3 种标准进行疲劳相关程度的计算,如表 2.5.1,在 10 名实验对象中,P80 标准的最大值出现了 5 次。由此可见,P80 标准的皮尔逊相关系数均值最大,也就是说,P80 标准与疲劳程度的相关性最好。

PERCLOS 值可以反映缓慢的眼皮闭合而非快速眨眼,有效反映精神的疲劳状态。其测量方法主要是采用眼动仪瞳孔摄像机,通过图像采集卡采入计算机,应用图像处理技术判断眼睛的遮蔽状态,进而运用 PERCLOS 方法进行分析,最后得到被试的疲劳状态。采用 P80 标准,所以将式(2.5.1)中的时间百分比换成帧数的百分比。因此,PERCLOS 的值可用公式(2.5.3)来进行计算:

$$\text{PERCLOS} = \frac{\sum_{i=0}^{N} P(i)}{N} < T \qquad (2.5.3)$$

式中:$N = n \times t$,t 为时间,n 为相机单位时间内采集的帧数,N 为 t 秒钟采集的帧数;$P(i)$ 表示眼睛的闭合程度,当眼睛闭合到 80% 以及大于 80% 时,$P(i) = 1$,否则 $P(i) = 0$;T 为评价疲劳程度的阈值。

2.5.2 嘴部特征检测技术

嘴部特征也是检测疲劳的一种方式,比如打哈欠。人在打哈欠时,嘴巴最明显的特征就是张开的程度会变大,并且较大的张口度会维持一段时间,资料表明,人在打哈欠时张大嘴的平均时间至少持续 5 s 以上,这属于人在疲倦时大脑神经支配的一种生理反应,是一种属条件反射的深呼吸活动。如果静态作业人员频繁地嘴巴张开很大,并每次持续 5 s 以上,则该作业人员可能在打哈欠并处于疲劳状态;此外,如果作业人员长时间地处于说话张嘴状态,很可能与他人说话或者打手机通话,这都会导致作业过程注意力分散,反应速度降低。这两种状态都很容易导致作业人员注意力分散,进而导致事故。例如,驾驶员在驾驶过程中困倦而打哈欠,或者打电话、与人交谈等导致注意力分散,均能在嘴部特征上有所体现。为保证驾驶员的驾驶安全,可以通过实时监测驾驶员嘴部的运动状态,识别驾驶员处于疲劳状态还是注意力分散状态,而这可以作为判断驾驶员是否处于疲劳状态的一个依据。疲劳状态和注意力分散状态是一个连续累积的过程,因而不能仅根据当前嘴部的状态来判断驾驶员的状态,这是因为人不说话时,偶尔也会张开嘴。为了减少报警的误警率,提高系统报警的准确性,需要根据嘴部状态的连续时间系列数据统计规律决定作业人员的状态。

嘴部区域的形状可以由上下嘴唇的形状来表示。如图 2.5.6 所示,选取如下各个嘴部区域特征点:A 点为嘴部图像右嘴角点,B 为嘴部图像左嘴角点,C 点为嘴部图像上嘴唇中心最上点,D 点为嘴部图像下嘴唇中心最下点,定义如下几个嘴部区域的几何特征值:

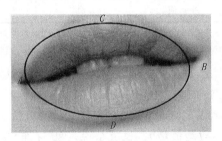

图 2.5.6　人嘴形状

(1)嘴部区域的最大宽度 W

嘴部图像右嘴角点 A 到左嘴角点 B 的距离,即线段 AB 的长度。

(2)嘴部区域的最大高度 H

嘴部图像上嘴唇中心最上点 C 到下嘴唇中心最下点 D 的距离,即线段 CD 的长度。

作业人员在正常作业过程中,嘴巴基本上处于闭合状态。当处于打哈欠状态时,嘴巴会张开很大。由于嘴唇内轮廓区域高宽比(H/W)相对于嘴唇外轮廓高宽比更能够反映张口度的大小,根据这一原则,以 5 s 作为计算周期,系统监测频率为 12 帧/s。如果 5 s 内统计驾驶员嘴部连续处于张大嘴状态,即 60 帧中作业人员嘴部在处于连续张大状态,则可以判定其处于打哈欠的疲劳状态,检测系统给予疲劳信号警告。

针对不同的人嘴图像,根据该方法通过大量实验得到表 2.5.2[17],由表可知,嘴闭合状态下,与之比约为 4∶2,普通张嘴状态下,与之比约为 4∶3,张大嘴状态下,与之比约为 4∶4。实际应用时,可根据这三者之间比值的情况来确定驾驶员嘴唇状态[18]。

表 2.5.2　人嘴图像 W 和 H 的对应关系

样本	闭合		普通张嘴		张大	
	W	H	W	H	W	H
1	65.0	29.0	60.0	47.0	66.0	71.0
2	58.0	28.0	65.0	48.0	68.0	75.0
3	61.0	29.5	62.0	45.5	59.0	61.0
4	63.5	31.0	57.0	43.0	63.0	68.0
5	62.0	30.0	59.0	45.0	61.0	66.0
……	……	……	……	……	……	……

应用脸部特征进行疲劳检测时,需要对固定的距离进行分析。如对驾驶作业而言,虽然这个距离是因人而异,但是对于特定车辆,摄像头的位置是相对固定的,驾驶员在驾驶过程中也是不变的,因此,在获取基础数据时,驾驶员的眼睛正常睁开的高度和驾驶员嘴的各个参数都可以预设定(若驾驶员没有时间进行原始数据的采集或不能保证当前驾驶状态时,可以启动陌生人驾驶模式)。驾驶员在第一次使用驾驶疲劳分析系统时,应进入基础数据采集选项,并确保当前的精神状态良好,在摄像头前持续一段时间,使系统记录下该驾驶员的基本特征,比如眼睛正常睁开时的高度、嘴的宽度、嘴在闭合时嘴唇的宽度等信息,保证该数据的准确性,提高整个系统的精度。

表 2.5.3 所示的疲劳判定规则,结合了眼睛和嘴的状态,是基于大量实验数据的统计分析获得[19]。显然,当驾驶员长时间闭眼而嘴唇闭合时,系统需要判定驾驶员为疲劳状态;或者当驾驶员眼睛保持睁开而嘴巴长时间张开时系统也判定为疲劳。而当眼睛和嘴唇状态处于睁开和闭合的中间状态时,单纯地依靠眼睛或者嘴唇信息去判断驾驶员的状态,就容易出现问题。这就需要综合眼睛闭合度和嘴唇张开信息,建立一个合理的规则共同决定驾驶员状态。

表 2.5.3　疲劳状态判定规则

眼睛闭合比例(e)	嘴的状态	嘴张开时间	检测结果
$e>0.4$	所有	所有	疲劳报警
$0.1 \leqslant e \leqslant 0.4$	张大嘴	>3 s	疲劳报警
$0.1 \leqslant e \leqslant 0.4$	普通张嘴	>30 s	疲劳报警
$0.1 \leqslant e \leqslant 0.4$	闭合	所有	不报警
$e \leqslant 0.1$	张大嘴	>5 s	疲劳报警
$e \leqslant 0.1$	普通张嘴	>60 s	疲劳报警
$e \leqslant 0.1$	闭合	所有	不报警

由表 2.5.4 可以看出,在对实时性要求比较高的驾驶疲劳检测中,各种识别方式均具有优缺点,如何准确地进行疲劳识别,还需要进一步探索分析。

表 2.5.4　识别方式特点比较

方法	特点	
	优点	缺点
肤色区域分割与人脸验证方法	可以很好地实现脸部定位	对器官的定位精度较低
基于人工神经网的方法	便于建模,鲁棒性较好	运算速度较慢
基于启发式模型的方法	可用于背景图像中人脸检测,检测速度快	需要解决图像处理方面的一些难题

2.6　生理信号分析法

作业人员在疲劳状态下,其生理特征如脑电、心电、脉搏、眼部活动等都与正常状态有较大差异。这些参数都与疲劳有关,可以尝试作为视觉疲劳的表征参数,或者多方面融合,以达到准确反映作业人员视觉疲劳程度的目的。

2.6.1　脑电信号分析

2.6.1.1　脑电信号分类

脑电分为自发脑电(spontaneous electroencephalo gram,EEG)和诱发脑电(evoked potential,EP)两种。自发脑电是指在没有特定的外加刺激时,人脑神经细胞自发产生的电位变化。这里,所谓"自发"是相对的,指的是没有特定外部刺激时的脑电。自发脑电是非平稳性比较突出的随机信号,不但它的节律随着精神状态的变化不断变化,而且在基本节律的背景下还会不时地发生一些瞬念,如快速眼动等。诱发脑电是指人为地对感觉器官施加刺激(光的、声的或电的)所引起的脑电位的变化。诱发脑电按刺激模式可分为听觉诱发电位(auditory evoked potential,AEP)、视觉诱发电位、体感诱发电位(somatosensory evoked potential,SEP),以及利用各种不同的心理因素如期待、预备以及各种随意活动进行诱发的事件相关电位等。

事件相关电位(event-related potential,ERP)是一种特殊的脑诱发电位,通过有意地赋予刺激以特殊的心理意义,利用多个或多样的刺激所引起的脑的电位。它反映了认知过程中大脑的神经电生理的变化,也被称为认知电位,也就是指当人们对某课题进行认知加工时,从头颅表面记录到的脑电位。

事件相关电位把大脑皮层的神经生理学与认知过程的心理学融合了起来,它包括 P300(反映人脑认知功能的客观指标)、N400(语言理解和表达的相关电位)等内源性成分。ERP 和许多认知过程有密切相关的联系,如心理判断、理解、辨识、注意、选择、做出决定、定向反应和某些语言功能等。谢宏等[20]采用图片随机轮换的视觉诱发刺激模式来诱发 P300,发现疲劳时的 P300 波峰值约为清醒时幅值的 50%,由清醒和疲劳两个状态的极值可以对中间状态的疲劳程度做一个大致的线性描述,认为 P300 幅值可作为标定疲劳程度的指标。

自发脑电信号反映了人脑组织的电活动及大脑的功能状态,其基本特征包括周期、振幅、相位等,如图 2.6.1 所示。大脑日常活动时脑电波往往是短波长的 α 波和 β 波,但当人十分疲劳时,脑电波则变成波长较长的 δ 波和 θ 波。关于 EEG 的分类,国际上一般按频带、振幅不同可将 EEG 分为下面几种波:

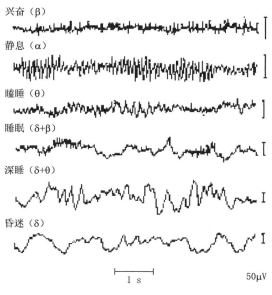

图 2.6.1 不同兴奋状态下的脑电图

(1)δ 波:频带范围 0.5～3Hz,振幅一般在 100μV 左右。在清醒的正常人的脑电图中,一般记录不到 δ 波。在成人昏睡时,或者在婴幼儿和智力发育不成熟的成人上,可以记录到这种波。在受某些药物影响时,或大脑有器质性病变时也会引起 δ 波。

(2)θ 波:频带范围 4～7Hz,振幅一般为 20～40μV,在额叶、顶叶较明显,一般困倦时出现,是中枢神经系统抑制状态的表现。

(3)α 波:频带范围 8～13Hz,节律的波幅一般为 10～40μV,正常人的 α 波的振幅与空间分布,也存在着个体差异。α 波的活动在大脑各区都有,不过以顶枕部最为显著,并且左右对称,安静及闭眼时出现最多,波幅亦最高,睁眼、思考问题时或接受其他刺激时,α 波消失而出现其他快波。

(4)β 波:频带范围 14～30Hz,振幅一般不超过 30μV,分布于额、中央区及前中颞,在额叶最容易出现。生理反应时 α 节律消失,出现 β 节律。β 节律与精神紧张和情绪激动有关。所以,通常认为 β 节律属于"活动"类型或去同步类型。

(5)γ 波:频带范围 30～45Hz,振幅一般不超过 30μV,额区及中央最多,它与 β

波同属快波,快波增多、波幅增高是神经细胞兴奋型增高的表现。

通常认为,正常人的脑波频率范围一般在4～45Hz之间。

事件相关电位把大脑皮层的神经生理学与认知过程的心理学融合了起来,由于ERP和许多认知过程的密切相关的联系,使得ERP成为了解认知的神经基础的最主要信息来源,如心理判断、理解、辨识、注意、选择、做出决定、定向反应和某些语言功能等有密切相关的联系。典型的事件相关电位如下:

(1)P300:P300是一种事件相关电位,其峰值大约出现在事件发生后300ms,相关事件发生的概率越小,所引起的P300越显著。

(2)视觉诱发电位(VEP):视觉器官受到光或图形刺激后,在大脑特定部位所记录的EEG电位变化,称之为视觉诱发电位。

(3)事件相关同步(ERS)或去同步电位(ERD):单边的肢体运动或想象运动,对侧脑区产生事件相关去同步电位,同侧脑区产生事件相关同步电位。

(4)皮层慢电位:皮层慢电位(SCP)是皮层电位的变化,持续时间为几百毫秒到几秒,实验者通过反馈训练学习,可以自主控制SCP幅度产生正向或负向偏移。

采用以上几种脑电信号作为BCI输入信号,具有各自的特点和局限。P300和VEP都属于诱发电位,不需要进行训练,其信号检测和处理方法较简单且正确率较高,不足之处是需要额外的刺激装置提供刺激,并且依赖于人的某种知觉(如视觉)。其他几类信号的优点是可以不依赖外部刺激就可产生,但需要大量的特殊训练。

2.6.1.2 脑电在视觉疲劳中的应用

疲劳作业中,以脑电图(EEG,Electroencephalograph)的研究最为广泛。当大脑皮层处于不同状态时,脑电图的表现不同。脑电图属于接触式测量,其准确度高,可提供测量标准,脑电图分析检测疲劳作业是公认的“金标准”。但目前对作业人员进行测量时,条件及要求苛刻,价格过高,难以投入实际运用。

Cheng等[21]采用了4个脑电指标(α波和θ波、θ/α,和$\alpha+\theta/\beta$)来测量试前、试后和试后60分钟的心算和输入录入时的心理疲劳,脑电指标有显著变化,与作业前相比被试的疲劳除了视觉感官以外并没有完全消失,VDT作业疲劳主要来自于视觉区域。Hsu等[22]采用脑电功率(β/α)的方法比较了观看LCD、PDP和CRT这3种显示器后产生视觉疲劳的程度,认为观看CRT显示器最为疲劳。Kim等[23]通过实验发现观看3D影像比观看2D影像时脑电功率增加,和视觉疲劳正相关。

从近些年的研究来看,通过测量脑电图在一定程度上能反映VDT引起的视觉疲劳,但是脑电图的变化反映的疲劳更接近脑力疲劳,与视觉疲劳的影响程度需要进一步研究。

2.6.1.3 脑电信号分析方法

目前广泛应用的EEG信号分析技术如下:

(1)时域分析:直接从时域提取特征是最早发展起来的方法,因为它直观性强,物理意义比较明确。时域分析主要用来直接提取波形特征,如过零检测分析、直方图分析、方差分析、相关分析、峰值检测及波形参数分析、相干平均、波形识别等。另外,利用参数模型(如 AR 模型等)提取特征,也是信号时域分析的一种重要手段,这些特征参数可用于 EEG 的分类、识别和跟踪等。然而,由于脑电信号的波形过于复杂,目前还没有一个特别行之有效的 EEG 波形分析方法。

(2)频域分析:由于 EEG 信号的很多主要特征是反映在频域上的,功率谱估计是频域分析的重要手段,因此,谱分析技术在脑电信号处理中占有特别重要的位置。它的意义在于把幅度随时间变化的脑电波变换为脑电功率随频率变化的谱图,从而可直观地观察到脑电频率的分布与变换情况。参数模型估计方法对数据处理能得到高分辨率的谱分析结果,为 EEG 信号频域特征的提取提供了有效手段。但是,功率谱估计不能反映出脑电频谱的时变性。所以,对脑电这样的时变非平稳过程单从频域的功率谱估计会丢失时变的信息。

(3)时频分析:信号的时频分析技术,不同于以往的单纯时域或者频域分析,它是一种同时在时间域和频率域中对信号进行分析的技术,主要分为线性变换和非线性变换两类。

线性变换主要包括:短时傅里叶变换、Gabor 变换和小波变换技术。

非线性变换主要包括:Wigner-Mille 分布、Cohen 类分布等。

时频分析的主要思想是把时域信号在时间—频率平面中展开,将以时间为自变量的信号表示成以时间和频率两个参数为自变量的函数,从而表现出信号不同时间点的频率成分。与传统的傅里叶分析相比,时频分析更加有利于表现非平稳信号和时变信号的特征,突出信号的瞬态特征。在脑电信号分析中,主要应用时频分析技术进行 EEG 特征波形识别和特征提取,目前应用最为广泛的方法是小波变换理论。小波分析的窗宽(基宽度)是可变的,它在高频时使用窄窗口,而在低频时使用宽窗口,这充分体现了常相对带宽频率分析和自适应分辨分析的思想,从而为信号的实时分析提供了一条可能途径。目前,脑电信号的时频分析研究已取得了很多有价值的研究成果。

(4)时空分析:考虑脑电在头皮的空间分布,将时间和空间的信息进行融合分析的时空分析方法有利于揭示和增强多导脑电信号中的隐含特征。例如,运动、感知、认知等活动在空间上的表现部位有明显的差别,因此,将时间和空间的信息进行融合分析并识别就有可能得到更加深入的研究结果。时空模式的分析方法比较多,如微状态、空间谱估计、经典统计方法(相关函数、互相关函数)、空间滤波器等。其中结合多维统计分析方法的空间滤波方法,如主成分分析(principal component analysis,PCA)、独立分量分析(independent component analysis,ICA)、公共空间模式(common spatial pattern,CSP),在脑电信号分析处理领域都得到了非常重要的应用。具体来说,PCA 是一种线性变换,处理过程就是对信号做奇异值分解,然后找出信号中的主要成分来作为判断的依据;而基于高阶统计量的 ICA,代表着现代统计信号分析理论的最新发展,研究表明,ICA 非常适合多导 EEG 信号的分析处理,在脑电降噪和特征提取等方面取得了很好的效果;通过计算空间滤波来检测事件相关去同步现象(ERD)的 CSP 算法,是目前最成功的进行脑电信号特征提取算法之一,已被广泛应用在 BCI 中。时空分析方法能给人们提供更多的信息,是近年来 EEG 信号分析中的一个重要研究方向。

2.6.2 心电信号分析

心电(ECG)信号的产生原理是心脏有节奏的收缩和舒张活动,心肌激动所产生的微小电流可经过身体组织传导到体表,体表部位在每一心动周期中发生有规律的电变化。心脏搏动在体表形成电位变化从而形成心电信号。是利用心电图机从体表记录心脏每一心动周期所产生的电活动变化图形的技术。

心电信号有如下特点:①心电信号是微弱生物电信号,其幅度为 $0.8 \sim 1$ mV,频谱多集中在 $0.05 \sim 100$ Hz 之间;②心电信号表现出较强的不确定性;③心电信号中混有各种强干扰,如工频干扰、基线漂移、肌电干扰及运动伪迹等不同类型的噪声,且各种噪声频带相互重叠。心电信号分析主要包括心电预处理、特征波形检测、心电自动诊断及心率变异分析等方面。

心电信号可以直接反映心脏功能,心电信号的分析方法主要包括心率分析、心率变异性分析及心电信号的波形分析(即 T 波幅值分析)等。

无线心电传感器能够对心电原始信号进行采集,对人体心脏电活动进行测量。采用高精度运算放大器和特有的微弱信号调理电路,具有高精度输出、信噪比高等特点。在生理指标研究中,心电信号用于疲劳指示性,在交通安全驾驶行为领域有很好的应用。也用于工作脑力负荷和警戒性研究。其波形图如图 2.6.2 所示,佩戴方式如图 2.6.3 所示。

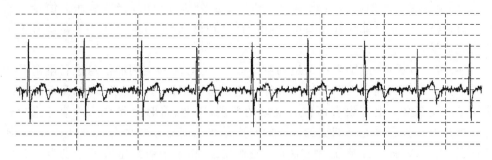

图 2.6.2 心电波形图

通过计算心率变异性 LF/HF 比率来测量观看电视时不同视距对交感神经活动水平的影响,在最佳视距离时,交感神经活动水平最兴奋,即 LF/HF 升高,最不易产生疲劳,但在远距离观看时也会升高,这是因为无法看清字幕而产生的心理应激所导致。对于 VDT 作业的心理疲劳的评测,适合采用 EEG,而对于 VDT 作业中的视

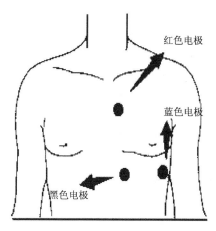

图 2.6.3　无线心电传感器佩戴方式

觉疲劳测量,应采用 ECG 和瞳孔直径,因为这与自主神经更为相关,而心理疲劳是大脑电位的活动,与中枢神经系统相关。

　　心电图也是判断驾驶疲劳的一项重要的生理指标。杨渝书等[24]对 16 名被试模拟驾驶实验,并记录了被试 90 分钟的心电信号。他们对被试的心率变异性的多个指标进行了分析,发现心率变异性与精神疲劳具有相关性。

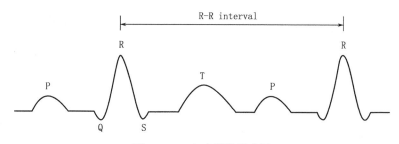

图 2.6.4　心动周期示意图

　　每一个心动周期的长度为 PP 间期。由于 P 波难于检测,因此,以 RR 间期作为一个心搏的持续间期。心跳速度会受体温影响,即每升 1 华氏度便加快 10 次[25]。

　　心率及心率变异性的应用非常广泛,但也非常容易受到外界的干扰,如噪音环境、热环境、体力活动量的变化对心率的影响就非常明显[26]。心率变异性可以用于评价体力负荷对人体的影响,已有文献采用心率和心率变异性这两个指标对邮递员的耗氧量进行测量,并且发现这两个指标可以有效地衡量耗氧量[25,27]。Myrtek等[28]则对工作中体力负荷差别较大的两类人群的心率变化进行了分析。结果表明,体力负荷小的人群的心率及对工作的兴奋程度要明显低于体力负荷大的人群,但其对工作的愉悦程度则要高于体力负荷大的人群。廖旺才等[29]针对脑力负荷对心率变异性的影响做了研究,研究发现,随着脑力负荷量的增加,被试的心率变异性逐渐降低。

2.6.3 脉搏信号分析

脉搏(PPG),主要用于测量人体生理情绪唤醒状态,是人们广泛熟知的一类重要的生理信号,包含着人体心脏器官和血液循环系统丰富的生理、病理信息。人体的心脏和血管组成了有机的循环系统,心脏不断地进行周期性的收缩舒张活动,血液从心脏射入动脉,再由静脉返回心脏,动脉压力也相应发生着周期性的波动,引起的动脉血管波动称为动脉脉搏,其频率与心率的频率相同。因此,脉搏可以反映心电的变化情况,心率变异性(HRV)也是脉搏的常用指标,因此,对 PPG 数据的分析主要指对 HRV 的数据分析。

脉搏波形图如图 2.6.5 所示。被试佩戴无线脉搏传感器的方式图 2.6.6 所示,脉搏传感器需将耳夹夹在耳朵上,然后将传感器用腕带固定在手腕上。

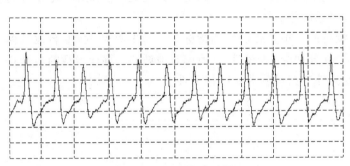

图 2.6.5 脉搏波形图

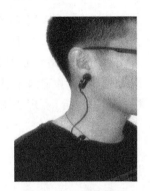

图 2.6.6 无线脉搏
传感器佩戴方式

为了研究脉搏波与人体生理状态之间的联系,以脉搏波形为依据,采用各种工程分析方法对脉搏波进行处理和分析,其中主要的分析方法是时域、频域分析及非线性分析方法。通过时域、频域分析得到对应的时域、频域指标,时域、频域指标均分为长时程(20 min)指标和短时程(2~5 min)指标,时域指标含义及类别详见表2.6.1,频域指标含义及分类详见表 2.6.2。

表 2.6.1 HRV 时域指标及其含义

指标	单位	含义	短时程 (2~5 min)	长时程 (20 min)
MeanIBI	ms	记录期间所有 N-N 间期[或心动间隔]的均值	√	
MeanHR	bpm	心电信号的平均心率值	√	
AVNN	ms	一定时间段内 R-R 间期的均值	√	

指标	单位	含义	短时程 (2～5 min)	长时程 (20 min)
SDNN	ms	计算在一定时间段内,R-R 间期序列的总体标准差	√	√
SDANN	ms	长程记录(一般为 24 小时)中每 5 分钟 R-R 间期平均值的标准差		√
SDANN Index	ms	全程记录按 5 分钟分成连续的时间段,先计算每 5 分钟的 NN 间期标准差,再计算这些标准差的平均值		√
RMSSD	ms	相邻 R-R 间期序列差值的均方根值		√
SDSD	ms	相邻 R-R 间期的连续差异的标准偏差		√
pNN50	%	相邻心搏之差大于 50ms 的个数占心搏总数的百分比		√

表 2.6.2 HRV 频域指标及其含义

指标	频段	含义	短时程 (2～5 min)	长时程 (20 min)
Power		表示频带的功率		
Power(%)		表示频带的功率占总功率的百分比		
Power(n)		表示低频和高频能量分别占低频和高频能量综合的百分比		
Peak		表示在不同频带中功率最大值对应的频率		
VLF/ULF		表示极低频与超极低频功率的比值		
LF/HF		表示低频带和高频带功率的比值	√	
TP	0～0.4Hz	包括超极低频,极低频,低频,高频在内的功率的总和	√	√
HF	0.15～0.4Hz	高频	√ 及 HFnorm	√
LF	0.04～0.15Hz	低频	√ 及 LFnorm	√
VLF	0.003～0.04Hz	极低频	√	√
UVLF(ULF)	0～0.004Hz	超极低频		√

此外,就非线性分析的数据庞加莱截面分析数据(Poincare)、差值散点图数据

(Scatter)进行分析。非线性分析所得指标及含义如表 2.6.3 所示。

表 2.6.3 HRV 非线性指标及含义

指标	单位	含义
SD1	ms	庞加莱截面心动间隔的垂直偏差
SD2	ms	庞加莱截面心动间隔的水平偏差
A++	-	差值散点图中第一象限中点的个数
B-	-	差值散点图中第三象限中点的个数

张爱华等[30]提取与分析了脉搏信号特征,VDT 实验前后,分别采集被试光电脉搏信号,并对被试进行疲劳症状问卷调查和闪光融合频率计测定以及体温测量,对脉搏信号进行时域和频域分析,提取波形高度和功率谱峰值作为特征参量,发现脉搏信号的波形高度和功率谱峰值能够较客观地反映人体 VDT 视疲劳状态,因此,有望作为视疲劳状态诊断与评测的客观指标。赵治月[31]利用心电脉搏在时域上的同步关系,提出了利用心电 T 波和 R 波位置确定脉搏信号主波和降中峡、重搏波位置的方法,经过分析与实验验证,该方法能准确找到的脉搏波波峰和重搏波位置,并具有较强的抗干扰能力。对于各特征,利用 t 检验检测各个特征信息的显著性水平,其显著性水平 $P < 0.01$;毛蕴娟[32]将视觉疲劳状态和亚健康状态与健康状态相比,脉搏特征均有显著差异,而视觉疲劳状态与亚健康状态脉搏特征指标非常相近。

2.6.4 皮温信号分析

人体皮肤温度,简称皮温(SKT),是反映人体冷热应激程度和人体、环境之间热交换状态的一个重要生理参数。皮肤温度既可反映出体内到体表的热流量,也可反映出在衣服遮盖下的皮肤表面的散热量或得热量之间的动态平衡状态。运用无线皮温传感器可测量人体的皮肤温度,使用时将温度探头置于手指指尖,皮温波形图及无线皮温传感器的佩戴方式如图 2.6.7 和图 2.6.8 所示。

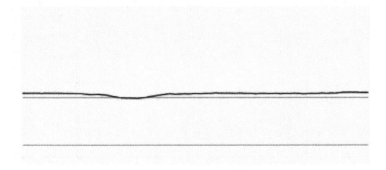

图 2.6.7 皮温波形图

作者在进行 3D 视觉疲劳试验时,发现皮温(SKT)和光电容积脉搏波(PPG)之间具有显著相关性,且呈负相关,中度相关 P ($=0.03$) <0.05, $-0.06<r$ ($=-0.56$) <-0.03。应用生理指标对视觉疲劳进行监测时,SKT 最为敏感,被试感到疲劳后 SKT 值下降,指标敏感,变化快恢复也快。不同于视觉疲劳,杨华[33]要求被试在电脑上完成两个小时的三位数加减法混合运算,达到精神疲劳状态,

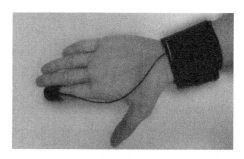

图 2.6.8　无线皮温传感器佩戴方式

显示精神疲劳实验后,被试体温显著升高,自然恢复后与精神疲劳测试实验结束时相比,体温升高,变化不明显,波的幅值显著升高,精神疲劳程度有所缓解。

目前,皮温作为衡量视觉疲劳的指标并不是大多数研究者们考虑的方法,主要因为皮温受环境影响较大,如在环境参数保持稳定的情况下,皮温的测量数值也会相对稳定,但如果在环境状态不断变化的状态下,如有温度、湿度、光照、风速等发生变化,皮温数据易产生较为明显的波动,因此,皮温作为测定疲劳指标参数时仅适应于环境参数稳定的室内。

2.6.5　生理信号数据的技术处理

借助无线生理传感器采集生理指标数据,并运用生理学数据处理方法对其进行初步处理。

生理指标数据处理的步骤(processing step)主要包括四个方面:滤波(FFT Filters)处理→平滑处理(Smooth)→缩放(Scale)→降采样(Resample)。

(1)滤波:将信号中特定波段频率滤除的操作,抑制和防止干扰的一项重要措施。根据高等数学理论,任何一个满足一定条件的信号,都可以被看成是由无限个正弦波叠加而成。根据频率滤波的原理:把信号看成是由不同频率正弦波叠加而成的模拟信号,通过选择不同的频率成分来实现信号滤波。

在此次试验数据处理过程中,滤波的处理方式分为三类:高通滤波、低通滤波、带阻滤波。

① 高通滤波(Highpass-Filter):截止低频信号保留高频信号,规则为高频信号能正常通过,而超过设定临界值的低频信号则被阻隔、减弱,默认值:5Hz;

② 低通滤波(Lowpass-Filter):截止高频信号保留低频信号,规则为低频信号能正常通过,而超过设定临界值的高频信号则被阻隔、减弱,默认值:20Hz;

③ 带阻滤波(Bandstop):去除工频干扰,默认值:50Hz

工频干扰:是指市电电压的频率为50Hz,它会以电磁波的辐射形式,对人们的日常生活造成干扰,我们把这种干扰称之为工频干扰。工频干扰会对电气设备和电子

设备造成干扰,导致设备运行异常。

滤波处理的最终目的在于去伪存真,信号在传输的过程中,可能会遭遇各种各样的干扰,导致信号波形的变形,通过滤波处理,即把不需要的谐波处理掉,留下需要的波,尽可能得到未受干扰的原有信号。

(2)平滑处理(Smooth)

平滑处理(Smooth)主要包括三种处理方式:滑动均值滤波(moving average)、高斯滤波(Guass)、Hann 滤波。系统默认采用滑动均值滤波。

(3)缩放处理(Scale)

缩放的方法包括:线性变换(Linear Transform)、指数变换(Power Transform)、绝对变换(Absolute Transform)。系统默认的缩放方式为线性变换。

(4)降采样处理(Resample)

降采样处理(Resample)是指根据实际试验需要将采样率降至 32Hz、16Hz、8Hz、4Hz、2Hz。

参考文献

[1] Heuer H, Hollendiek G, Kröger H, et al. Rest position of the eyes and its effect on viewing distance and visual fatigue in computer display work[J]. Zeitschrift fur experimentelle und angewandte Psychologie, 1989, 36(4): 538-566.

[2] Iribarren R, Fornaciari A, Hung G K. Effect of cumulative nearwork on accommodative facility and asthenopia[J]. International ophthalmology, 2001, 24(4): 205-211.

[3] Murata K, Araki S. Accumulation of VDT Work-Related Visual Fatigue Assessed by Visual Evoked Potential, Near Point Distance and Critical Flicker Fusion[J]. Industrial Health, 1996, 34(2): 61-69.

[4] Lee E C, Park K R, Whang M, et al. Measuring the Degree of Eyestrain Caused by Watching LCD and PDP Devices[J]. International Journal of Industrial Ergonomics, 2009, 39(5): 798-806.

[5] 顾力刚. VDT 作业对视觉运动系统影响的工效学研究[J]. 北京工业大学学报,1998(S1):1-5.

[6] 陈云华. 基于可拓学与面部视觉特征的精神疲劳识别研究[D]. 广州:广东工业大学.

[7] 才博. 基于人脸识别驾驶员疲劳检测系统设计与开发[D]. 大连:大连理工大学,2016.

[8] Lee E C, Park K R, Whang M, et al. Measuring the Degree of Eyestrain Caused by Watching LCD and PDP Devices [J]. International Journal of Industrial Ergonomics, 2009, 39(5): 798-806.

[9] Sakamoto K, Aoyama S, Asahara S, et al. Measurement of Visual Fatigue for Large-sized TVs in a Home Viewing Environment [C]. The 13th IEEE International Symposium on Consumer Electronics, 2009: 738-742.

[10] Kim D, Choi S, Park S, et al. Stereoscopic Visual Fatigue Measurement Based on Fusional Response Curve and Eye Blinks [C]. Digital Signal Processing (DSP), 2011: 1-6.

[11] 潘晓东,李君羡,徐小冬.基于眼部行为的驾驶疲劳评价指标的阈值[J].同济大学学报(自然科学版),2011,39(12):1811-1815.

[12] Murata A, Uetake A, Otsuka W, *et al*. Proposal of an Index to Evaluate Visual Fatigue Induced during Visual Display Terminal Tasks [J]. *International Journal of Human-Computer Interaction*, 2001, 13(3):305-321.

[13] Lee E C, Park K R, Whang M, *et al*. Measuring the Degree of Eyestrain Caused by Watching LCD and PDP Devices [J]. *International Journal of Industrial Ergonomics*, 2009, 39(5):798-806.

[14] 王磊宇,武淑红,李海芳.基于眼部行为的驾驶疲劳评价指标研究[J].太原理工大学学报,2015,46(04):440-443.

[15] 靳慧斌,于桂花,刘海波.瞳孔直径检测管制疲劳的有效性分析[J].北京航空航天大学学报,2018,44(07):1402-1407.

[16] Wierwille W W, Wreggit S S, Kirn C L, *et al*. Research on Vehicle-based Driver Status/Performance Monitoring:Development,Validation,and Refinement of Algorithms for Detection of Driver Drowsiness [R]. Washington DC: National Highway Traffic Safety Administration,1994.

[17] 李衡峰.基于综合集成的驾驶疲劳识别[D].长沙:中南大学,2005

[18] 张泽栋,李洪瑞.人脸特征研究[J].人类工效学,2006,6(5):40-51.

[19] Shuicheng Yan, Cc Liub, Stan Z. Lib, *et al*. Face alignment using texture-constrained active shape models[J]. Image and Vision Computing,2003:69-75.

[20] 谢宏,徐文彪.基于视觉诱发电位的精神疲劳量化标定方法研究[J].微型机与应用,2014,33(17):69-71,75.

[21] Cheng S Y, Lee H Y, Shu C M, *et al*. Electroencephalographic Study of Mental Fatigue in Visual Display Terminal Tasks [J]. *Journal of Medical and Biological Engineering*, 2007, 27(3):124-131.

[22] Murata A, Uetake A, Otsuka W, *et al*. Proposal of an Index to Evaluate Visual Fatigue Induced during Visual Display Terminal Tasks [J]. *International Journal of Human-Computer Interaction*, 2001, 13(3):305-321.

[23] Kim Y J, Lee E C. EEG Based Comparative Measurement of Visual Fatigue Caused by 2D and 3D Displays [J]. *Communications in Computer and Information Science*, 2011, 174(4):289-292.

[24] 杨渝书,姚振强,李增勇,等.心电图时域频域指标在驾驶疲劳评价中的有效性研究[J].机械设计与制造,2002,(5):94-95.

[25] 潘黎.基于人体生理参数的清醒和睡眠状态的热舒适研究[D].上海交通大学,2012

[26] 谢晖.临街建筑声环境对人体生理参数的影响研究[D].重庆大学硕士论文,2006

[27] Smolander J,Juuti T,Kinnunen M L,*et al*. A new heart rate variability-based method for the estimation of oxygen consumption without individual laboratory calibration:Application example on postal workers[J]. *Appl Ergon*. 2008,39(3):325-331

[28] Myrtek M,Fichtler A,Strittmatter M,*et al*. Stress and strain of blue and white collar workers

during work and leisure time:results of psychophysiological and behavioral monitoring[J]. *Appl Ergon*.1999.**30**(4):341-351

[29] 廖旺才,胡广书,杨福生,等.精神负荷对心率变异性影响的非线性动力学分析[J].航天医学与医学工程,1996,(9):118-123

[30] 张爱华,王业泰,赵治月.视屏显示终端视觉疲劳对脉搏信号的影响[J].中国工业医学杂志,2010,**23**(03):166-169.

[31] 赵治月.基于心电脉搏信号的视觉疲劳状态识别方法研究[D].兰州:兰州理工大学,2010.

[32] 毛蕴娟.基于脉搏信号的视觉疲劳和亚健康关系研究[D].兰州:兰州理工大学,2010.

[33] 杨华.基于心电脉搏信号的 VDT 精神疲劳识别方法研究[D].兰州:兰州理工大学,2011.

第 3 章　多技术融合分析 3D 显示所致视觉疲劳

2009 年,卡梅隆导演的《阿凡达》带来的视觉效果令观众一饱眼福,更是引发了世界发展 3D 电影的狂潮。3D 显示由于其存在深度信息,所以能够实现很多 2D 显示所不具备的功能。伴随着现代科技的发展,3D 显示技术不再是一种看起来神秘而又奇幻的科技水平了,而是逐渐走向了普遍化,进入了我们的日常生活。相对于只有长和宽的 2D 显示,3D 显示存在深度信息,所以能够实现很多 2D 显示不具备的功能,给人以更好的体验。目前很多领域都在使用 3D 显示技术,这正是运用了 3D 显示技术能够给人一种身临其境的体验,但长期观看 3D 会致使不同水平的视觉疲劳,严重时可发展成全身不适症状,如头痛,头晕和疲劳。因此,3D 引发的生理安全问题越来越受到关注。由于人类对外界信息的感知与获取大部分是通过视觉系统实现的,占比大约 80%,而 3D 显示也主要作用于人们的眼睛,因此,就不可避免地会产生一定的视觉疲劳。2010 年,三星公司曾经公开发布了警告,称观看 3D 电视会对身体健康不利,长时间观看有可能导致一系列不健康的症状,包括视力下降、视线模糊、眼睛干涩、眼睛疼痛、头痛、头晕、乏力、恶心、方位感知障碍等。

目前国内外没有对 3D 显示技术的舒适度及其对人体视觉健康的影响做一个系统性的评估研究,迫切地需要一个国内外都认可的 3D 视觉健康标准和评测体系,对研发、生产的质量和安全起指导作用。因此,研究各种因素对 3D 显示模式下视觉疲劳的影响以及探索相关健康安全标准是非常重要的。

3.1　国内外 3D 显示方式所致视觉疲劳研究现状

随着 3D 立体显示技术的成熟,人们观看 3D 电视的机会越来越多,与标准 2D 电视相比,3D 立体显示技术显著地提高了电视节目的娱乐价值和电影代入感的体验。然而,有研究人员提出观看 3D 影像是否会对观看者造成伤害,尤其是对于视觉系统处于发育状态的儿童的伤害。由此,3D 立体显示技术对视疲劳的影响受到了大家的关注。目前的研究认为 3D 显示方式下引起视觉疲劳的主要原因有调节和辐辏不一致、视差过大、双眼不匹配,此外,观看立体视频时视觉的融合与观看现实世界不同,接受这些非自然的视觉信息会导致大脑处理信息混乱,长时间处于这种非常态的状态会导致头晕和视觉疲劳[1]。

国内外学者对 3D 显示所致的视觉疲劳进行了研究。国外现常用三个参数对视觉疲劳进行评价，包括闪光融合频率（CFF），调节近点（NPA）和主观的眼睛-疲劳的等级[2]。Iwasaki 等[3]研究表明，CFF 的下降反映了视网膜功能的减弱，可考虑通过 CFF 值的变化来判断人眼的疲劳程度。Yano 等[4]测量了观看 3D 投影显示后与观看前相比的调整能力，并认为视觉疲劳影响了调整能力。Emoto 等[5]发现在观看 3D 电视前后的辐辏能力的有所降低。Donghyun 等[6]用摄像机记录了被试在观看 3D 电视的眨眼次数要多。LiHCO[7]的研究发现观看 3D 视频时脑电的 bete 频率（在压力情况下，会出现的频率在 $12\sim30\,\mathrm{Hz}$ 的 bete 脑电波）强于 2D；观看 3D 视频时产生的 P700 电位（P700 电位为在 700ms 处出现事件相关电位信号）晚于 2D。此外，日本的一些研究人员[8~11]利用光学原理模拟了观看立体图像时辐辏和焦点调节的关系，通过测定观看者在立体图像观看前后辐辏、调节机能和视觉诱发电位的变化，以及观看后的主观评价来对视觉疲劳进行评测；岸信介等[12]提出一种基于图像安全性的立体图像评价方法，把视差量定量化，用来评价立体图像的安全性，并通过眼睛疲劳因子、导致眩晕感因素及眼睛的状态这三类问题来确定安全性的基准值。

在国内，沈丽丽等[13]对立体深度运动引发的立体视觉疲劳的脑电进行了评估，认为由立体深度运动引发的视觉疲劳的最佳脑电指标为顶区 $E_{\alpha/\beta}$，疲劳状态下，α 频带明显上升（$P<0.01$），β 频带明显下降（$P<0.01$），θ 频带保持稳定。王静[14]利用功能磁共振信号在脑功能研究方面的优势，设计观看 2D 和 3D 视频实验，研究大脑立体视觉功能区及长时间观看 3D 电视产生视疲劳的机理。刘运周[15]用客观作业的方法，研究了 3D 图像的视觉疲劳问题。吴莉芳[16]通过眼动仪观看 3D 图片时记录了被试人员眼睛的运动，并发现在观看 3D 图像时，人眼的辐辏距离通常与调节距离不一致，并且随着视差增加，这种不一致性增加，这样长时间观看会导致人眼的不适和疲劳。林立媛[17]从深度感知和运动感知两个方面对立体视觉舒适度进行了研究，并建立了基于深度运动、固定深度平面上的水平运动和垂直运动的三种立体视觉舒适度模型。付东等[18]联合北京市眼科研究所（北京同仁）等单位，采用眼动仪对眼睛的视觉生理参数进行了分析，并提取了眨眼频率和眼睑闭合值等参数来研究观看 3D 显示引起的视觉疲劳，建立起 3D 视觉疲劳客观评价试验平台。石国忠等[19]设计了主观评价实验，通过对立体视频的主客观检测结果进行统计与分析，证明客观预测模型与主观评价结果有较高的一致性，提出将辐辏和调节限定在舒适区域中和镜头跳转方式的选择都能有效地减少 3D 观看时的不舒适感。

很有意思的是，有些科研工作者得到了恰好相反的结论。如，丛晓妍等[20]表示在黑暗环境中，瞳孔直径对疲劳的反应十分显著，随着疲劳程度的增加，瞳孔的直径会变小，而李小方等[21]研究了自由立体显示器观看者瞳孔直径与视疲劳的关系，得到了恰好与之相反的结论，认为视觉疲劳越严重瞳孔直径越大。陈燕燕等[22]采用主观问卷和客观测量 2D 和 3D 视频所产生的视疲劳进行实验研究，实验之后主客观的疲劳均显著增加,并指出无明显证据表明观看 3D 视频比观看2D 视频更易产生视疲劳,而王嘉辉等[23]得出 2D、各种 3D 显示之间产生的视觉疲劳程度有明显区别,视觉疲劳-视差之间的规律呈 S 型趋势,刚开始视觉疲劳随视差平缓增长,而后迅速上升,最后趋于饱和,偏振 3D 给人的视觉舒适度较佳。

目前,国内外的研究偏重于 3D 显示技术下产生视觉疲劳的程度以及对比分析2D 与 3D 显示技术下产生的视觉疲劳的差异性,尚未发现从单一因素(如亮度、视距、双眼视差等)对 3D 显示技术下产生视觉疲劳的研究,因此,作者在 3.3 节与 3.4节中,对 3D 显示方式下亮度及视距对视觉疲劳的影响进行了探讨。

3.2　3D 显示方式下试验设备及刺激材料

3.2.1　试验设备及应用

3.2.1.1　3D 显示设备及参数

康佳电视(型号 LED42MS11PD),分辨率 1920×1080,使用不闪式(即偏光式)3D 技术,屏幕比例 16:9,推荐观看距离 4.5m,亮度分别对应为 58.24cd/m²、101.15cd/m²、119.17cd/m²。

LG 电视(型号 LG42LW4500),分辨率 1920×1080,使用不闪式(即偏光式)3D技术,屏幕比例 16:9,观看电影时控制变量,对比度 95,背光 100,亮度 50(推荐的最佳亮度),3D 模式下实测亮度值为 102.12cd/m²,亮度不可调。

3.2.1.2　亮度测量设备

测量显示器亮度使用如图 3.2.1 所示的光度计,根据《立体电视图像质量测试方

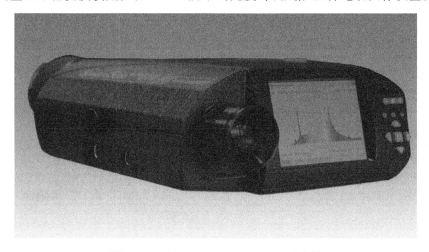

图 3.2.1　Photo Research PR-680 光度计

法》(SJ/T 11541—2015)中有关显示器亮度测量的方法,采用点式亮度计对 3D 显示器进行亮度测试。测试方法如下:

亮度计测量屏幕亮度时需要使用到黑白窗口,通过计算得到屏幕中心的感知平均立体亮度,作为选择亮度变量时的依据。当左右均输入白窗口信号,将亮度计分别置于左眼、右眼镜片后,测量屏幕中心点亮度记为 L_{LWW}、L_{RWW};左眼出入全黑窗口,右眼出入白窗口,将亮度计置于左眼镜片后,测量屏幕中心亮度 L_{LBW};右眼出入全黑窗口,左眼出入白窗口,将亮度计置于右眼镜片后,测量屏幕中心亮度 L_{RWB}。如图 3.2.2 与 3.2.3 所示,根据式(3.2.1)、(3.2.2)、(3.2.3)计算得到屏幕中心平均立体亮度:

$$L_{3DL} = L_{LWW} - L_{LBW} \qquad\qquad 式(3.2.1)$$

$$L_{3DR} = L_{RWW} - L_{RWB} \qquad\qquad 式(3.2.2)$$

$$L_{3D} = \frac{L_{3DL} + L_{3DR}}{2} \qquad\qquad 式(3.2.3)$$

最后根据计算,选择 58.24cd/m² 、101.15cd/m² 和 119.17cd/m² 三个亮度作为试验自变量。

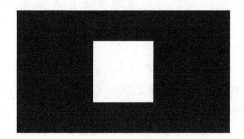
图 3.2.2 白窗口

图 3.2.3 黑窗口

3.2.1.3 眼动参数监测设备

眼部参数监控设备采用 Tobii Glasses 眼动仪,如图 3.2.4,具有实时记录功能,

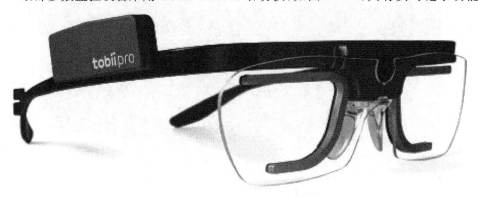
图 3.2.4 Tobii Glasses 眼动仪

能够追踪位置,采集眼动数据、声音、视频,记录装置最长记录时间/待机时间:110 min/180 min。

3.2.1.4 CFF值测试设备

采用BD-11-118型闪光融合频率计(见2.3.1),采用人眼最敏感的红光作为测试光源,光强为1,亮黑比为1:1,背景光为1。

3.2.1.5 生理信号采集设备

使用人机环同步平台Ergolab的配对生理信号传感器(脉搏、呼吸、皮电、皮温、肌电等)进行生理信号采集。生理信号传感器型号RoHS-2ADKA-ERGO-LAB,PsyLAB无线接收端(2.4G数字射频技术信号)接收传感器信号,如图3.2.5所示。

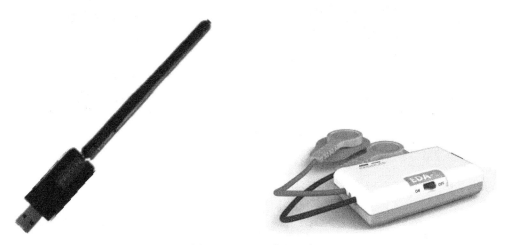

图3.2.5 生理信号设备

3.2.1.6 3D眼镜

采用偏振眼镜夹片,并将其夹到眼动仪上使用。

3.2.2 试验环境与刺激材料

3.2.2.1 试验环境

试验环境温度处于人体舒适温度下。对每次试验的室内温度进行记录统计,得出试验环境温度为21~26 ℃,试验环境为黑暗环境(室内灯具、光亮屏幕皆关闭)。试验场景设置如图3.2.6所示。

3.2.2.2 刺激材料

3D视频作为刺激材料,分辨率为1920×1080,全部为受大众喜爱的科幻视频类。视频在正常状态下播放90 min,每15 min进行一次数据记录。

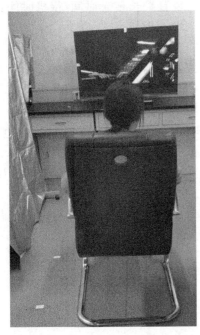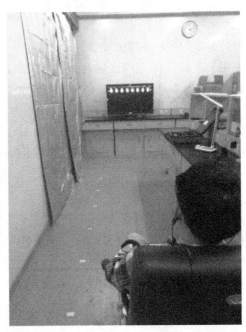

图 3.2.6 被试观看 3D 场景设置

3.3 亮度对视觉疲劳的影响研究

导致视觉疲劳的因素有很多,Bullough 等[24]研究表明,照明光源同样是影响视疲劳的因素之一,在观看电视时,没有环境照明光源会比有环境照明光源更容易产生疲劳,例如光源的类型、亮度的分布和色温等种种因素都可能会对视疲劳产生影响。国内也同样有相关的研究,曹琦[25]提出对于机械加工来说,视觉疲劳在心理疲劳中对工作绩效有较大的影响。工作环境的照度状况是引起视觉疲劳的最主要原因。景国勋等[26]发现亮度过大可能会产生眩光,眩光会造成注意力分散,并引起视觉疲劳。虽然 Chen 等[27]发现 200~500 lx 的环境光照对视觉疲劳或视觉表现没有显著影响;但是这并不能表示在 3D 显示方式下,不同亮度对视觉疲劳没有影响。因此,有必要进一步研究 3D 显示方式下不同亮度对视觉疲劳的影响。作者通过设计试验,寻找能让人们长时间使用 3D 显示的亮度范围,在保证立体视觉体验的同时,提高观看的舒适度。通过采集被试观看 3D 视频时的数据,采用主任务测量法(校对作业)及闪光融合频率技术对被试进行测试,利用眼动仪提取瞳孔直径,同时利用主观调查问卷疲劳得分进行主观疲劳度分析。通过 IBM SPSS statistics 25.0 分析不同亮度下视觉疲劳之间的差异性和视觉疲劳随着时间增长的变化。

3.3.1　试验条件和研究方法

3.3.1.1　试验条件

试验中使用康佳电视(型号 LED42MS11PD),使用 Photo Research PR-680 光度计测量设备亮度,使用 Tobii Glasses 眼动仪测量眼部数据,并采用 BD-11-118 型闪光融合频率计获取 CFF 值。

为研究不同亮度对视觉疲劳的影响,本试验取三种不同的亮度进行对比分析,分别对应为 58.24cd/m²、101.15cd/m²、119.17cd/m²,为排除其他因素的影响,其余试验条件完全相同,如观看距离、室内温度、答题时的局部照明等。

试验选取了 15 名视力正常,无眼部疾病,视力(矫正视力)在 1.0 及以上的学生作为被试,其中男生 7 名,女生 8 名,来自不同的院系、专业和年级。被试年龄在 20～26 之间,平均年龄 23 岁。所有被试在试验前均有较好的休息。

3.3.1.2　研究方法

观看不同亮度下的 3D 视频试验后,通过分析三组不同亮度下被试的主观和客观疲劳程度,分析差异性,找出 3D 显示方式下亮度对视觉疲劳的影响。试验主要采用了主观调查问卷、主任务调查(数字校对作业)、闪光融合频率法以及眼部参数检测等方法,其中,被试试验后填写的调查问卷,用于评价被试视觉疲劳的主观感受;瞳孔直径的大小、数字校对作业的错误率和 CFF 测量值的大小用于评价客观测量结果。主观调查问卷及数字校对作业内容如下:

(1)主观调查问卷

主观调查问卷由 3 部分共计 12 个问题组成,其中第 1 部分是舒适度,第 2 部分是被试的主观疲劳感受,第 3 部分是被试关注字幕的时间。每个主观问题均有 5 个不同程度的描述,采用五分制评价方式,如表 3.3.1。被试可以根据自己的主观感受做任何选择,主试避免言语引导。

表 3.3.1　五分制评价表

得分	程度
1	完全没有
2	隐约有一点
3	有感觉
4	感觉稍微强烈
5	感觉强烈

示例:

主观调查问卷

被试编号:　　　　　被试姓名:　　　　　主试:

试验时间:

1. 舒适度评分表

请对此时的舒适状态进行评分。在观看 15/30/45/60/75/90 前后,您认为本次观看视觉舒适度(　　)

A. 正常舒适度　　　　B. 舒适度轻微下降　　　　C. 舒适度下降

D. 舒适度大幅下降　　E. 舒适度极差

2. 疲劳症状调查

下列症状是否有出现,如果有请在程度旁边打"√",如果完全没有可忽视。

(1)视力模糊　　A. 完全没有　B. 隐约一点　C. 有感觉　D. 感觉稍微强烈
　　　　　　　 E. 感觉强烈

(2)眼酸胀　　　A. 完全没有　B. 隐约一点　C. 有感觉　D. 感觉稍微强烈
　　　　　　　 E. 感觉强烈

(3)眼刺痛　　　A. 完全没有　B. 隐约一点　C. 有感觉　D. 感觉稍微强烈
　　　　　　　 E. 感觉强烈

(4)困倦　　　　A. 完全没有　B. 隐约一点　C. 有感觉　D. 感觉稍微强烈
　　　　　　　 E. 感觉强烈

(5)头晕　　　　A. 完全没有　B. 隐约一点　C. 有感觉　D. 感觉稍微强烈
　　　　　　　 E. 感觉强烈

(6)重影　　　　A. 完全没有　B. 隐约一点　C. 有感觉　D. 感觉稍微强烈
　　　　　　　 E. 感觉强烈

(7)眼流泪　　　A. 完全没有　B. 隐约一点　C. 有感觉　D. 感觉稍微强烈
　　　　　　　 E. 感觉强烈

(8)眼干　　　　A. 完全没有　B. 隐约一点　C. 有感觉　D. 感觉稍微强烈
　　　　　　　 E. 感觉强烈

(9)头痛　　　　A. 完全没有　B. 隐约一点　C. 有感觉　D. 感觉稍微强烈
　　　　　　　 E. 感觉强烈

(10)呕吐　　　 A. 完全没有　B. 隐约一点　C. 有感觉　D. 感觉稍微强烈
　　　　　　　 E. 感觉强烈

3. 您是否有关注字幕? 关注的时间大约为(　　　)

A. 不观看字幕(0%)　　　　　　B. 稍微看一点字幕(30%)

C. 大部分时间看字幕(80%)　　 D. 一半的时间在看字幕(50%)

E. 全都在看字幕(100%)　　　　F. 其他(　　)%

4. 您现在的情绪是:(　　)

激动　平静　无聊　期待　恐惧　悲伤　开心搞笑　其他(　　　)

(2)主任务调查法

主任务调查法中,采用数字校对作业方式进行,试验中共需要进行 7 次,每次要判断 10 组由数字和字母组成的字符,呈左右两列排布,每列五个,1.5 倍行距,两组数据之间间隔两个空格符,小四号宋体。每一组字符里同时含有数字和字母共 5 个,无规则状况呈现。被试需要完成的任务是对每一组字符进行校对,若每一组的字符以及字符的顺序均一致(包括大小写的区别),则打"√",一项不一致则打"×"。每次完成校对作业的时间尽量控制在 9 s 左右。需要注意的是,校对时不允许用笔或手指协助读取。由于每组需要做 7 次,故每位被试需要准备 21 份校对作业。

示例:

数字校对作业

要求:该校对作业主要有以下 10 组字符组成,并分两列给出,每列 5 组字符。每一组字符里同时含有数字和字母共 5 个,呈无规则状态出现。被试需要完成的任务是对每一组字符进行校对,若每一组的字符以及字符的顺序均一致(包括大小写的区别),则打"√",一项不一致则打"×"。每次作业应尽快完成。需要注意的是,校对时请不要用笔或手指协助读取。

1. Kjhdl Kjhdl　　(　　　)

2. Jihud jihud　　(　　　)

3. 26912 26972　　(　　　)

4. 87oo0 870o0　　(　　　)

5. 17805 18075　　(　　　)

6. 34567 84567　　(　　　)

7. Kj71e Kj71e　　(　　　)

8. 23798 22798　　(　　　)

9. Yuido Yuido　　(　　　)

10. 3y2j8 3y2j8　　(　　　)

3.3.1.3　试验设计与程序

(1)给出试验内容,告知被试填写被试信息表,佩戴眼动仪并进行校准,然后静坐 5 min 作为空白对照组。填写主观调查分析表和校对作业,摘下眼动仪进行闪光融合频率临界值测定。

(2)观看准备好的 3D 视频,保持双眼与显示器中心线平行。

(3)每观看 15min 后,暂停视频,先后完成主观调查问卷、校对作业、闪光融合频率临界值测定,时长不超过 1min,之后继续观看视频,观看 3D 视频后共需进行 6 次测定后,直到 90min 视频结束。

(4)整理试验设备并导出数据。

3.3.2　试验数据处理与分析

3.3.2.1　试验前空白样的显著性水平

对不同亮度下试验前被试的客观参数进行空白样研究,即每次看视频前的初始数据,分析其之间是否有显著性差异。检验结果如表 3.3.2 所示,发现各项参数的初始数据之间没有显著性差异,可进行视疲劳试验数据的对比分析。

表 3.3.2 试验前空白检验结果分析

试验参数	亮度比对	空白样的显著性水平
瞳孔直径	58.24～101.15cd/m²	0.618
	58.24～119.17cd/m²	0.575
	101.15～119.17cd/m²	0.898
CFF	58.24～101.15cd/m²	0.582
	58.24～119.17cd/m²	0.253
	101.15～119.17cd/m²	0.523
校对作业	58.24～101.15cd/m²	0.527
	58.24～119.17cd/m²	0.739
	101.15～119.17cd/m²	0.705
主观调查问卷	58.24～101.15cd/m²	0.180
	58.24～119.17cd/m²	0.258
	101.15～119.17cd/m²	0.059

3.3.2.2 时间对视觉疲劳的影响

(1)瞳孔直径

通过分析观看视频时的瞳孔直径,得出在 3 种不同亮度下瞳孔直径的大小,如表 3.3.3 所示。

表 3.3.3 三种亮度下不同时间段瞳孔直径的均值及标准差

时间(min)	瞳孔直径(mm)					
	58.24cd/m²		101.15cd/m²		119.17cd/m²	
	均值	标准差	均值	标准差	均值	标准差
0	5.3193	0.14978	5.1640	0.20140	5.1520	0.15840
15	5.0247	0.26524	4.7227	0.21754	4.6247	0.11351
30	4.7900	0.21243	4.7953	0.20214	4.6800	0.17454
45	4.8367	0.21929	4.9020	0.22842	4.6340	0.17885
60	4.9560	0.19395	4.8853	0.22637	4.6840	0.16303
75	5.0840	0.19765	4.4240	0.21942	4.7120	0.15043
90	5.0593	0.15939	4.9153	0.18809	4.8013	0.18478

随着观看视频时间的增长,比较瞳孔直径的大小是否有显著性差异,属于差异性检验。该研究的分析指标为连续型变量,因此,可以考虑配对 t 检验或非参数检验,具体需要进一步看资料是否符合正态分布,如表 3.2.4、表 3.2.5、表 3.2.6 所示。

表 3.3.4　58.24cd/m² 亮度下 7 组数据的正态性检验

时间(min)	自由度	显著性
0	15	0.088
15	15	0.866
30	15	0.915
45	15	0.164
60	15	0.036
75	15	0.517
90	15	0.833

表 3.3.5　101.15cd/m² 亮度下 7 组数据的正态性检验

时间(min)	自由度	显著性
0	15	0.559
15	15	0.627
30	15	0.040
45	15	0.852
60	15	0.990
75	15	0.731
90	15	0.240

表 3.3.6　119.17cd/m² 亮度下 7 组数据的正态性检验

时间(min)	自由度	显著性
0	15	0.488
15	15	0.804
30	15	0.613
45	15	0.763
60	15	0.322
75	15	0.311
90	15	0.968

　　表 3.3.4、表 3.3.5 和表 3.3.6 中,若显著性大于 0.05,则符合正态分布,应采用配对样本 t 检验;若显著性小于 0.05,则不符合正态分布,应采用非参数检验。对数据进行检验,检验结果如表 3.3.7、表 3.3.8、表 3.3.9 所示。

表 3.3.7　58.24cd/m² 亮度下配对样本检验

配对样本	平均值	标准偏差	检测方法	Sig.(双尾)
0~15min	0.29467	0.63160	配对 t 检验	0.092
0~30min	0.52933	0.71937	配对 t 检验	0.013
0~45min	0.48267	0.60197	配对 t 检验	0.008

配对样本	平均值	标准偏差	检测方法	Sig.（双尾）
0～60min	0.36333	0.40087	非参数检验	0.008
0～75min	0.23533	0.41236	配对 t 检验	0.044
0～90min	0.26000	0.39007	配对 t 检验	0.022
15～30min	0.23467	0.61218	配对 t 检验	0.160
30～45min	−0.04667	0.43175	配对 t 检验	0.682
45～60min	−0.11933	0.73821	非参数检验	0.691
60～75min	−0.12800	0.59317	非参数检验	0.363
75～90min	0.02467	0.43113	配对 t 检验	0.828

表 3.3.8　101.15cd/m² 亮度下配对样本检验

配对样本	平均值	标准偏差	检测方法	Sig.（双尾）
0～15min	0.44133	0.66411	配对 t 检验	0.022
0～30min	0.36867	0.67688	非参数检验	0.036
0～45min	0.26200	0.69220	配对 t 检验	0.165
0～60min	0.27867	0.73619	配对 t 检验	0.165
0～75min	0.74000	0.97755	配对 t 检验	0.011
0～90min	0.24867	0.44928	配对 t 检验	0.050
15～30min	−0.07267	0.60553	非参数检验	0.776
30～45min	−0.10667	0.50928	非参数检验	0.363
45～60min	0.01667	0.80878	配对 t 检验	0.938
60～75min	0.46133	1.05758	配对 t 检验	0.113
75～90min	−0.49133	0.98109	配对 t 检验	0.073

表 3.3.9　119.17cd/m² 亮度下配对样本检验

配对样本	平均值	标准偏差	检测方法	Sig.（双尾）
0～15min	0.52733	0.52610	配对 t 检验	0.002
0～30min	0.47200	0.45667	配对 t 检验	0.001
0～45min	0.51800	0.66710	配对 t 检验	0.009
0～60min	0.46800	0.70790	配对 t 检验	0.023
0～75min	0.44000	0.73068	配对 t 检验	0.035
0～90min	0.35067	0.70878	配对 t 检验	0.076
15～30min	−0.05533	0.40762	配对 t 检验	0.607
30～45min	0.04600	0.70144	配对 t 检验	0.803
45～60min	−0.05000	0.72777	配对 t 检验	0.794
60～75min	−0.02800	0.33792	配对 t 检验	0.753
75～90min	−0.08933	0.56113	配对 t 检验	0.547

由表 3.3.7 可以看出,当亮度为 58.24 cd/m² 时,从 30 min 时开始,瞳孔直径的变化出现显著性差异,即从 30 min 时起,视疲劳程度的增加具有统计学意义。

由表 3.3.8 可以看出,当亮度为 101.15 cd/m² 时,从 15 min 时开始,瞳孔直径就出现显著性差异,然而到 45 min 时,这种差异没有了统计学意义,到 75 min 时,瞳孔直径重新出现显著性差异。

由表 3.3.9 可以看出,当亮度为 119.17 cd/m² 时,从 15 min 时开始,瞳孔直径出现显著性差异,到 90 min 时,瞳孔直径的差异没有了统计学意义。

(2)闪光融合频率

通过分析每 15 min 测得的闪光融合频率值,得出在 3 种不同亮度下闪光融合频率测量值的大小,如表 3.3.10 所示。

表 3.3.10 闪光融合频率测量值

| 时间(min) | 闪光融合频率测量值(Hz) | | | | | |
| | 58.24 cd/m² | | 101.15 cd/m² | | 119.17 cd/m² | |
	均值	标准差	均值	标准差	均值	标准差
0	30.5220	0.93891	30.1233	1.09741	29.5833	0.86975
15	29.8147	1.05278	29.6700	0.88235	29.3833	0.93522
30	29.9600	0.94419	29.1533	0.99605	29.4100	0.81957
45	30.2767	0.97141	29.3400	0.86439	29.3667	0.85757
60	30.2280	0.95880	29.7600	0.94625	28.8033	1.04128
75	30.4973	1.00857	28.9900	0.94147	28.7533	1.13711
90	30.4120	1.02468	29.3167	1.10891	29.1667	1.03575

随着观看视频时间的增长,比较闪光融合频率测量值的大小是否有差异,进行差异性检验。该研究的分析指标为连续型变量,因此,可以考虑配对 t 检验或非参数检验,具体还应进一步检查资料是否符合正态分布,正态性检验如表 3.3.11、表 3.3.12、表 3.3.13 所示。

表 3.3.11 58.24 cd/m² 亮度下 7 组数据的正态性检验

时间(min)	自由度	显著性
0	15	0.573
15	15	0.824
30	15	0.998
45	15	0.857
60	15	0.494
75	15	0.825
90	15	0.909

表 3.3.12 101.15 cd/m² 亮度下 7 组数据的正态性检验

时间(min)	自由度	显著性
0	15	0.675
15	15	0.827
30	15	0.938
45	15	0.490
60	15	0.380
75	15	0.997
90	15	0.514

表 3.3.13 119.17 cd/m² 亮度下 7 组数据的正态性检验

时间(min)	自由度	显著性
0	15	0.523
15	15	0.867
30	15	0.694
45	15	0.525
60	15	0.590
75	15	0.376
90	15	0.650

表 3.3.11、表 3.3.12 和表 3.3.13 中的显著性大于 0.05,符合正态分布,采用配对样本 t 检验;显著性小于 0.05,则不符合正态分布,采用非参数检验。对数据进行检验,结果如表 3.3.14、表 3.3.15、表 3.3.16 所示。

表 3.3.14 58.24 cd/m² 亮度下配对样本检验

配对样本	平均值	标准偏差	检测方法	Sig.(双尾)
0～15 min	0.70733	1.51287	配对 t 检验	0.092
0～30 min	0.56200	1.39423	配对 t 检验	0.141
0～45 min	0.24533	1.34663	配对 t 检验	0.492
0～60 min	0.29400	2.05961	配对 t 检验	0.589
0～75 min	0.02467	1.93227	配对 t 检验	0.961
0～90 min	0.11000	2.43487	配对 t 检验	0.864
15～30 min	−0.14533	0.81736	配对 t 检验	0.502
30～45 min	−0.31667	1.18279	配对 t 检验	0.317
45～60 min	0.04867	1.76214	配对 t 检验	0.916
60～75 min	−0.26933	1.23966	配对 t 检验	0.414
75～90 min	0.08533	1.50494	配对 t 检验	0.829

表 3.3.15　101.15 cd/m² 亮度下配对样本检验

配对样本	平均值	标准偏差	检测方法	Sig.（双尾）
0～15 min	0.45333	2.14613	配对 t 检验	0.427
0～30 min	0.97000	2.41341	配对 t 检验	0.142
0～45 min	0.78333	2.42065	配对 t 检验	0.231
0～60 min	0.36333	2.16996	配对 t 检验	0.527
0～75 min	1.13333	2.54998	配对 t 检验	0.107
0～90 min	0.80667	1.97338	配对 t 检验	0.136
15～30 min	0.51667	1.06548	配对 t 检验	0.081
30～45 min	−0.18667	1.41553	配对 t 检验	0.617
45～60 min	−0.42000	0.90904	配对 t 检验	0.095
60～75 min	0.77000	1.56830	配对 t 检验	0.078
75～90 min	−0.32667	1.73708	配对 t 检验	0.478

表 3.3.16　119.17 cd/m² 亮度下配对样本检验

配对样本	平均值	标准偏差	检测方法	Sig.（双尾）
0～15 min	0.20000	1.93188	配对 t 检验	0.695
0～30 min	0.17333	1.32623	配对 t 检验	0.621
0～45 min	0.21667	1.05976	配对 t 检验	0.442
0～60 min	0.78000	1.93988	配对 t 检验	0.142
0～75 min	0.83000	2.31507	配对 t 检验	0.187
0～90 min	0.41667	2.08846	配对 t 检验	0.453
15～30 min	−0.02667	1.62281	配对 t 检验	0.950
30～45 min	0.04333	0.96859	配对 t 检验	0.865
45～60 min	0.56333	1.54590	配对 t 检验	0.180
60～75 min	0.05000	0.97596	配对 t 检验	0.846
75～90 min	−0.41333	1.66642	配对 t 检验	0.353

由表 3.3.14、表 3.3.15、表 3.3.16 可以看出，以 0.05 为假设检验的检验水准，随着时间的变化，各亮度下闪光融合频率测量值 $P > 0.05$，不具有显著性差异。

（3）主任务测量法

通过记录每 15 min 一次的校对作业的错误个数，得出 58.24 cd/m²、101.15 cd/m²、119.17 cd/m² 三种不同亮度下 0 min、15 min、30 min、45 min、60 min、75 min、90 min 校对作业错误个数。由于 7 组数据并不独立，不能满足普通方差分析的条件，可以使用重复测量的方差分析。但考虑到校对作业的错误个数波动大，存在极端值，此处采用非参数检验的方法，即 Friedman 检验，检验结果如表 3.3.17 所示。

表 3.3.17　Friedman 检验结果

亮度	渐进显著性
58.24 cd/m²	0.503
101.15 cd/m²	0.060
119.17 cd/m²	0.138

由表可以看出,以 0.05 为假设检验的检验水准,随着观看 3D 视频时间的增长,校对作业错误率的变化差异均不具备显著性差异。

（4）问卷调查法

通过分析每 15 min 一次的问卷调查疲劳得分（即将所有项的得分求和,得出在三个亮度下的疲劳得分）,得到结果如表 3.3.18 所示。

表 3.3.18　主任务测量法疲劳得分

时间(min)	疲劳得分					
	58.24 cd/m²		101.15 cd/m²		119.17 cd/m²	
	均值	标准差	均值	标准差	均值	标准差
0	11.0714	0.06650	11.0714	0.06650	11.2143	0.10595
15	12.8667	0.53333	12.4000	0.45565	13.4000	0.64587
30	13.3571	0.51276	13.0667	0.50206	13.9333	0.80750
45	14.0714	0.52066	13.7333	0.80750	15.3333	1.32617
60	14.0000	0.44721	15.4000	1.05469	15.4667	1.27938
75	14.9286	0.71357	15.3333	1.09400	16.4000	1.64404
90	16.0000	1.28360	16.5333	1.57016	16.5333	1.50196

随着观看视频时间的增长,分析调查问卷的疲劳得分是否有显著性差异,进行差异性检验。该研究的分析指标为连续型变量,因此,可以考虑配对 t 检验或非参数检验,具体还应进一步考查资料是否符合正态分布,正态性检验结果如表 3.3.19、表 3.3.20、表 3.3.21 所示。

表 3.3.19　58.24 cd/m² 亮度下 7 组数据的正态性检验

时间(min)	统计	自由度	显著性
0	0.312	15	0.000
15	0.830	15	0.009
30	0.861	15	0.025
45	0.904	15	0.110
60	0.949	15	0.514
75	0.888	15	0.063
90	0.833	15	0.010

表 3.3.20 101.15 cd/m² 亮度下 7 组数据的正态性检验

时间(min)	统计	自由度	显著性
0	0.312	15	0.000
15	0.797	15	0.003
30	0.898	15	0.089
45	0.791	15	0.003
60	0.878	15	0.044
75	0.830	15	0.009
90	0.854	15	0.020

表 3.3.21 119.17 cd/m² 亮度下 7 组数据的正态性检验

时间(min)	统计	自由度	显著性
0	0.547	15	0.000
15	0.844	15	0.014
30	0.839	15	0.012
45	0.732	15	0.001
60	0.766	15	0.001
75	0.738	15	0.001
90	0.742	15	0.001

表 3.3.19、表 3.3.20、表 3.3.21 中,显著性大于 0.05 为符合正态分布,采用配对样本 t 检验;显著性小于 0.05 不符合正态分布,采用非参数检验,对数据进行检验,结果如表 3.3.22、表 3.3.23、表 3.3.24 所示。

表 3.3.22 58.24 cd/m² 亮度下配对样本检验

配对样本	检测方法	显著性
0~15 min	非参数检验	0.003
0~30 min	非参数检验	0.001
0~45 min	非参数检验	0.001
0~60 min	非参数检验	0.001
0~75 min	非参数检验	0.001
0~90 min	非参数检验	0.001
15~30 min	非参数检验	0.127
30~45 min	非参数检验	0.010
45~60 min	配对 t 检验	0.845
60~75 min	配对 t 检验	0.064
75~90 min	非参数检验	0.478

表 3.3.23　101.15 cd/m² 亮度下配对样本检验

配对样本	检测方法	显著性
0～15 min	非参数检验	0.011
0～30 min	非参数检验	0.004
0～45 min	非参数检验	0.005
0～60 min	非参数检验	0.001
0～75 min	非参数检验	0.001
0～90 min	非参数检验	0.003
15～30 min	非参数检验	0.067
30～45 min	非参数检验	0.196
45～60 min	非参数检验	0.005
60～75 min	非参数检验	0.863
75～90 min	非参数检验	0.222

表 3.3.24　119.17 cd/m² 亮度下配对样本检验

配对样本	检测方法	显著性
0～15 min	非参数检验	0.003
0～30 min	非参数检验	0.002
0～45 min	非参数检验	0.001
0～60 min	非参数检验	0.001
0～75 min	非参数检验	0.001
0～90 min	非参数检验	0.001
15～30 min	非参数检验	0.155
30～45 min	非参数检验	0.010
45～60 min	非参数检验	0.710
60～75 min	非参数检验	0.085
75～90 min	非参数检验	0.713

　　随着观看 3D 视频时间的增加，三种不同亮度下调查问卷的疲劳得分具有统计学意义，即，随着观看视频时间的增加，被试主观方面的疲劳程度增加。

　　由表 3.3.22 和表 3.3.23 可以看出，58.24 cd/m² 和 119.17 cd/m² 亮度下，在 45 min 时主观问卷疲劳得分增长显著，而由表 3.3.24 可以得到，在 101.15 cd/m² 亮度下，在 60 min 时主观问卷疲劳得分增长显著。

3.3.2.3　亮度对视觉疲劳的影响

（1）瞳孔直径

　　比较 15 名被试第一组（亮度为 58.24 cd/m² 和 101.15 cd/m²）、第二组（亮度为

58.24 cd/m² 和 119.17 cd/m²)、第三组(亮度为 101.15 cd/m² 和 119.17 cd/m²)下瞳孔直径的大小,进行差异性检验,以推断不同亮度下的疲劳是否有差异。三种不同亮度的研究是针对同一批被试的三次测量结果,属于配对设计。需要通过每组得分的差值(均为低亮度时瞳孔直径的大小减去高亮度时瞳孔直径的大小)进行分析。正态性检验结果如表 3.3.25 所示。

表 3.3.25　正态性检验

时间(min)	组别	正态性检验 P 值
15	58.24 cd/m²	0.928
	101.15 cd/m²	0.627
	119.17 cd/m²	0.804
30	58.24 cd/m²	0.878
	101.15 cd/m²	0.060
	119.17 cd/m²	0.613
45	58.24 cd/m²	0.228
	101.15 cd/m²	0.852
	119.17 cd/m²	0.763
60	58.24 cd/m²	0.065
	101.15 cd/m²	0.990
	119.17 cd/m²	0.322
75	58.24 cd/m²	0.632
	101.15 cd/m²	0.731
	119.17 cd/m²	0.311
90	58.24 cd/m²	0.502
	101.15 cd/m²	0.240
	119.17 cd/m²	0.968

由表 3.3.25 可以得到所有数据正态性检验 P 值均大于 0.05,说明都符合正态分布,所有数据均采用独立样本检验,检验结果如表 3.3.26 所示。

表 3.3.26　数据检验

时间(min)	组别		
	1	2	3
15	0.108	0.072	0.603
30	0.755	0.582	0.514
45	0.860	0.376	0.250

续表

时间（min）	组别		
	1	2	3
60	0.363	0.078	0.360
75	0.009	0.074	0.140
90	0.152	0.082	0.626

由表 3.3.26 可以看出，以 0.05 为假设检验的检验水准，只有第一组（58.24 cd/m² 和 101.15 cd/m²）的亮度比较，在 75 min 时的差异有统计学意义，依据表 3.3.3 可以看出，101.15 cd/m² 比 58.24 cd/m² 的疲劳程度更深。其他情况下均未发现显著性差异。

（2）闪光融合频率

比较 15 名被试在观看第一组（亮度为 58.24 cd/m² 和 101.15 cd/m²）、第二组（亮度为 58.24 cd/m² 和 119.17 cd/m²）、第三组（亮度为 101.15 cd/m² 和 119.17 cd/m²）下闪光融合频率测量值的大小，进行差异性检验，以推断不同亮度下的疲劳是否有差异。该研究是同一批被试的两次测量结果，属于配对设计，需要通过每组得分的差值（低亮度时闪光融合频率测量值减去高亮度时闪光融合频率测量值）进行分析。正态性检验结果如表 3.3.27 所示。

表 3.3.27 正态性检验

时间（min）	组别	正态性检验 P 值
15	58.24 cd/m²	0.824
	101.15 cd/m²	0.827
	119.17 cd/m²	0.867
30	58.24 cd/m²	0.998
	101.15 cd/m²	0.938
	119.17 cd/m²	0.694
45	58.24 cd/m²	0.856
	101.15 cd/m²	0.490
	119.17 cd/m²	0.525
60	58.24 cd/m²	0.496
	101.15 cd/m²	0.380
	119.17 cd/m²	0.590
75	58.24 cd/m²	0.824
	101.15 cd/m²	0.997
	119.17 cd/m²	0.376

时间(min)	组别	正态性检验 P 值
	58.24 cd/m²	0.917
90	101.15 cd/m²	0.514
	119.17 cd/m²	0.650

由表 3.3.27 可以得到所有数据正态性检验 P 值均大于 0.05,说明都符合正态分布,所有数据均采用配对样本检验,检验结果如表 3.3.28 所示。

表 3.3.28 数据检验

时间(min)	组别		
	1	2	3
15	0.750	0.428	0.620
30	0.078	0.316	0.700
45	0.027	0.217	0.967
60	0.498	0.110	0.172
75	0.007	0.043	0.715
90	0.020	0.190	0.845

由表 3.3.28 可以得到,亮度为 58.24 cd/m² 和 101.15 cd/m² 时,在 45 min、75 min 和 90 min 时,闪光融合频率测量值的差异有统计学意义,亮度为 58.24 cd/m² 比亮度为 101.15 cd/m² 时的 CFF 值高,即亮度为 101.15 cd/m² 时比亮度为 58.24 cd/m² 时的视疲劳严重。亮度为 58.24 cd/m² 和 119.17 cd/m² 时,在 75 min 时,CFF 值的差异具有统计学意义,亮度为 58.24 cd/m² 比亮度为 119.17 cd/m² 的 CFF 值高,即亮度 119.17 cd/m² 时比亮度 58.24 cd/m² 时的视疲劳严重。亮度为 101.15 cd/m² 和 119.17 cd/m² 时,闪光融合频率测量值的差异没有统计学意义。即,随着亮度的增加,闪光融合频率测量值越低,视疲劳越严重。

(3)校对作业

由于数据并不独立,不能满足普通方差分析的条件,可以使用重复测量的方差分析。但考虑到校对作业的错误个数波动大,存在极端值,这里采用非参数检验的方法,即 Friedman 检验,检验结果如表 3.3.29 所示。

表 3.3.29 Friedman 检验结果

时间(min)	显著性
15	0.578
30	0.244
45	0.141

时间（min）	显著性
60	0.447
75	0.826
90	0.978

由表 3.3.29 可以得到，以 0.05 为假设检验的检验水准，在不同时间段，三种不同亮度之间的差异不具有统计学意义（$P > 0.05$）。

（4）问卷调查

比较 15 名被试在观看第一组（亮度为 58.24 cd/m² 和 101.15 cd/m²）、第二组（亮度为 58.24 cd/m² 和 101.15 cd/m²）、第三组（亮度为 101.15 cd/m² 和 119.17 cd/m²）的主观疲劳问卷调查得分，进行差异性检验。该研究是对同一批被试的两次测量结果的比较，属于配对设计。需要通过每组得分的差值（低亮度时主观问卷疲劳得分减去高亮度时主观问卷疲劳得分）进行分析。正态性检验结果如表 3.3.30 所示。

表 3.3.30　正态性检验

时间（min）	组别	正态性检验 P 值
15	58.24 cd/m²	0.008
	101.15 cd/m²	0.003
	119.17 cd/m²	0.014
30	58.24 cd/m²	0.025
	101.15 cd/m²	0.089
	119.17 cd/m²	0.012
45	58.24 cd/m²	0.110
	101.15 cd/m²	0.003
	119.17 cd/m²	0.001
60	58.24 cd/m²	0.514
	101.15 cd/m²	0.044
	119.17 cd/m²	0.001
75	58.24 cd/m²	0.063
	101.15 cd/m²	0.009
	119.17 cd/m²	0.001
90	58.24 cd/m²	0.010
	101.15 cd/m²	0.020
	119.17 cd/m²	0.001

表 3.3.30 中,显著性大于 0.05 为符合正态分布,采用配对样本 t 检验,显著性小于 0.05 不符合正态分布,采用非参数检验,检验结果如表 3.3.31 所示。

表 3.3.31　配对样本检验

时间(min)	组别		
	1	2	3
15	0.473	0.449	0.149
30	0.752	0.654	0.163
45	0.305	0.928	0.168
60	0.164	0.527	0.728
75	0.538	0.475	0.325
90	0.622	0.969	0.529

由表 3.3.31 可以看出,以 0.05 为假设检验的检验水准,三种不同亮度下的主观问卷疲劳得分的差异没有统计学意义($P>0.05$)。

3.3.2.4　logistic 回归分析

进行 logistic 回归分析的目的是分析亮度、时间、瞳孔直径、闪光融合频率测量值、主观调查问卷疲劳得分与视疲劳之间的关系,从中选择出预测疲劳的因素,并进行预测。得到拟合方程式如下:

$$VF = -20.406D + 4.324CFF - 27.379$$

式中:VF 为疲劳预测值,D 为瞳孔直径,CFF 为闪光融合频率测量值。

方程中的变量如表 3.3.32 所示:

表 3.3.32　方程中的变量

	B	标准误差	瓦尔德	自由度	显著性	Exp(B)
瞳孔直径(D)	−20.406	10.215	3.991	1	0.046	0.000
闪光融合频率 CFF	4.324	2.502	2.986	1	0.044	75.504
常量(K)	−27.379	37.422	0.535	1	0.464	0.000

采用上述拟合方程进行预测,预测值大于等于 0.5 说明被试可能会产生疲劳,小于 0.5 说明可能不会产生疲劳。

表 3.3.33　霍斯默-莱梅肖检验

步骤	卡方	自由度	显著性
2	8.618	8	0.376

由表 3.3.33 可以看出,$P(=0.376)>0.05$,说明被试可能会产生疲劳。

表 3.3.34　最终模型的预测结果列联表

实测		是否疲劳		正确百分比
		No	yes	
是否疲劳	No	5	2	71.4
	yes	1	13	92.9
总体百分比				85.7

在未疲劳的 5＋2＝7 例被试中有 5 例预测正确,正确率 71.4%;在 1＋13＝14 例疲劳的被试中,有 13 例预测正确,正确率 92.9%,如表 3.3.34 所示,可以看出该模型对于疲劳被试预测效果较好。

3.3.2.5　分析小结

(1)眼部参数分析结果

如图 3.3.1 所示,由于关灯后实验室只有电视的亮度存在,对于人眼而言,亮度增加,前 30 min 适应电视亮度而导致瞳孔直径快速缩小。亮度越低,适应时间越长。当人眼完全适应环境后,随着观看时长的增加,瞳孔直径会略微增大,但仍小于基线,这种差异具有统计学意义,这种规律在 58.24 cd/m² 亮度和 119.17 cd/m² 亮度时比较明显,差别仅在于 58.24 cd/m² 亮度在 30 min 时瞳孔直径才开始增加,119.17 cd/m² 亮度在 15 min 时瞳孔直径就已经开始增加。当亮度为 101.15 cd/m² 时,从 15 min 时开始,瞳孔直径就有了显著性差异,然而到 45 min 时,这种差异没有了统计学意义,到 75 min 时,瞳孔直径重新出现显著性差异。从亮度的角度考虑,只有亮度为 58.24 cd/m² 和 101.15 cd/m² 比较时,在 75 min 时的差异有统计学意义,101.15 cd/m² 比 58.24 cd/m² 的瞳孔直径更小,疲劳程度更深。其他情况下的差异均无统计学意义。提示随着观看时间的增长,亮度越高,瞳孔直径越小,视疲劳程度越严重。

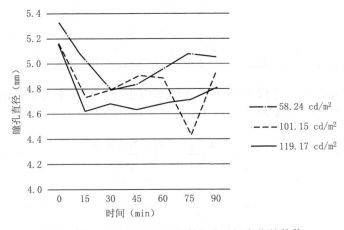

图 3.3.1　三个亮度下瞳孔直径随时间变化的趋势

（2）闪光融合频率测量值分析结果

如图 3.3.2 所示，由于被试对环境的适应，在刚开始的 30 min 会出现一个明显的闪光融合频率测量值的降低，随注视时间的增长，会出现小幅的上升趋势，但总低于基线。

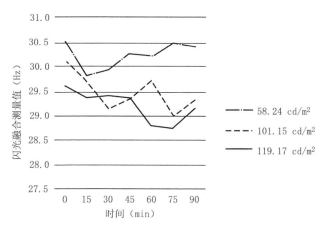

图 3.3.2 三个亮度下闪光融合频率测量值随时间变化的趋势

从亮度的角度来看，亮度为 58.24 cd/m² 和 101.15 cd/m² 时，在 45 min、75 min 和 90 min 时，闪光融合频率测量值的差异有统计学意义，亮度为 58.24 cd/m² 比亮度为 101.15cd/m² 的闪光融合频率测量值高，即亮度 101.15 cd/m² 时比亮度为 58.24 cd/m² 时视疲劳严重。亮度为 58.24cd/m² 和 119.17 cd/m² 时，在 75 min 时，闪光融合频率测量值的差异有统计学意义，亮度为 58.24 cd/m² 比亮度为 119.17 cd/m² 的闪光融合频率测量值高，即亮度为 119.17 cd/m² 时比亮度为 58.24 cd/m² 时视疲劳严重。亮度为 101.15 cd/m² 和 119.17 cd/m² 时，闪光融合频率测量值的差异没有统计学意义。因此，随着观看视频时间的增长，亮度越高，闪光融合频率测量值越低，视疲劳越严重。

（3）主观调查问卷评分结果

随着注视时间的增长，三个亮度下调查问卷的疲劳得分的差异有统计学意义，随着注视时间增长，被试主观方面的疲劳程度增加。如图 3.3.3 所示，在 58.24 cd/m² 和 119.17 cd/m² 亮度下，45 min 时主观问卷疲劳得分的增长显著，而在 101.15 cd/m² 亮度下，在 60 min 时主观问卷疲劳得分的增长显著。三个亮度的主观问卷疲劳得分的差异没有统计学意义（$P > 0.05$）。由此可以得出，随着注视时间的增长，被试主观疲劳程度增加，从主观调查问卷的得分可以看出，亮度越低，疲劳得分越低。

3.3.3 主要研究成果

以瞳孔直径、CFF、校对作业和主观调查问卷疲劳得分为参数，采用 SPSS 分析

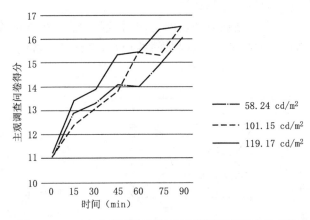

图 3.3.3　三个亮度下主观调查问卷随时间变化的趋势

的方法,得到以下研究成果:

(1)若观看时间在 45 min 内,101.15 cd/m² 为三个亮度中的最适亮度;若观看时间超过 45 min,58.24 cd/m² 为最适合的观看亮度。

(2)亮度为 58.24 cd/m² 和 101.15 cd/m² 比较时,在 75 min 时的差异有统计学意义,101.15 cd/m² 比 58.24 cd/m² 的瞳孔直径更小,疲劳程度更深。

(3)在刚开始的 30 min,瞳孔直径和闪光融合频率测量值会出现明显的降低,随着观看视频时间的增长,会出现小幅的上升趋势,但总低于基线。

(4)由 SPSS 对数据进行回归分析,得到了有关视觉疲劳的回归方程,

$$P = -20.406D + 4.324CFF - 27.379$$

用该方程可以进行简单预测,预测值大于等于 0.5 说明用户可能会产生疲劳,小于 0.5 说明可能不会产生疲劳。

3.4　视距对视觉疲劳的影响研究

不同的视距也会导致视觉疲劳的产生,2006 年,李德松[28]就注意到 VDT 作业的视距问题,并指出电子纸的最佳视距与 VDT 的均为 50cm;由于 VDT 屏幕大小差别悬殊,所以不同的大小的屏幕视距也各不相同,罗羽辰[29]指出,视距与显示器种类的交互作用对视觉绩效有显著的影响,近距离观看投影文字时,建议使用解析度高的投影机,并指出,视距与显示器种类对视觉绩效与疲劳都无显著影响。学者们对视距的研究实际上是针对不同类型屏幕,对同一类型屏幕只是按照屏幕对角线测试过程中采用了 1.5~3 倍的距离,未针对同一大屏幕提出最佳距离范围,鉴于此,本节对不同视距下相同尺寸屏幕、相同亮度及环境参数,进行了探讨分析。

3.4.1　试验条件与研究方法

3.4.1.1　试验条件

试验中使用 LG 电视(型号 LG42LW4500)作为显示设备,使用 Photo Research PR-680 光度计测量设备亮度,使用 Tobii Glasses 眼动仪测量眼部数据,并采用 BD-11-118 型闪光融合频率计获取 CFF 值。

为分析不同距离对视觉疲劳的影响,研究以 1.0 m,2.5 m,4.0 m 三种不同视距对被试人员进行测量,为保证测试的单一影响因素为视距,其他条件均采用完全相同的设置,如亮度、室温等。

被试人员为中国劳动关系学院 15 名普通在校大学生,且都不近视、不散光、身体健康,且被试人员参加试验前均具备充足的睡眠时间,参加试验前合理用眼,无长时间观看手机、电脑、电视等行为,无饮酒喝咖啡、滴眼药水等其他可能会对视觉神经做出刺激的行为。

3.4.1.2　研究方法

试验采用问卷调查法、闪光融合频率实验法、校对作业法与眼部参数检测技术多种方法、主客观技术相结合的方式进行。主观问卷调查法是采用调查问卷的方式记录被试的疲劳程度。客观检测法是用眼动参数测量法,被试全程一直在观看 3D 视频,眼动仪就会自动记录试验所需要的各种参数,并结合 ErgoLAB 人机环境同步平台截取所需要的片段,并统计数据,观察规律。眼动参数测量法可以免除外界各种不良因素的干扰,客观地反映出各个时间段被试人员的疲劳程度。试验是采用 Tobii 头戴式眼动仪对被试进行眼部数据收集,以记录被试在观看 3D 视频时产生疲劳状态时的眼动参数。

3.4.1.3　试验过程与程序

同 3.3.1.3　试验设计与程序。

3.4.2　试验数据处理及分析

3.4.2.1　以时间为变量进行分析

(1)瞳孔直径

① 通过分析眼动仪所收集到的瞳孔直径记录,得出数据如表 3.4.1。

表 3.4.1　不同视距下瞳孔直径的平均值及标准差

时间(min)	瞳孔直径(mm)					
	1.5 m		2.5 m		4.0 m	
	均值	标准差	均值	标准差	均值	标准差
0	4.5347	0.13553	4.6420	0.19153	4.8280	0.25145
15	4.4560	0.58830	4.5927	0.58641	4.7187	0.52214

时间(min)	瞳孔直径(mm)					
	1.5 m		2.5 m		4.0 m	
	均值	标准差	均值	标准差	均值	标准差
30	4.7013	0.13936	4.8147	0.13805	4.8047	0.12125
45	4.7487	0.75268	4.6693	0.77466	4.7227	0.75756
60	4.8180	0.36870	4.5727	0.42360	4.9767	0.33737
75	4.7480	0.01131	4.5300	0.06487	4.9260	0.97131
90	4.8960	0.60671	4.9513	0.59399	5.1327	0.54836

② 对所得数据进行正态性检验

随着观看 3D 电影时间的不同,瞳孔直径会有相应的变化,该项检验属于差异性检验。该指标为连续性指标,因此可以采用配对 t 检验或是非参数检验,但具体情况要看是否符合正态分布。具体分析结果见表 3.4.2、表 3.4.3、表 3.4.4。

表 3.4.2　距离 1.5 m 时 7 组数据的正态性检验

时间(min)	统计	自由度	显著性
0	0.767	15	0.001
15	0.884	15	0.334
30	0.954	15	0.595
45	0.968	15	0.820
60	0.968	15	0.832
75	0.928	15	0.252
90	0.953	15	0.573

表 3.4.3　距离 2.5 m 时 7 组数据的正态性检验

时间(min)	统计	自由度	显著性
0	0.826	15	0.008
15	0.965	15	0.774
30	0.951	15	0.532
45	0.904	15	0.111
60	0.895	15	0.081
75	0.966	15	0.789
90	0.954	15	0.595

表 3.4.4　距离 4.0 m 时 7 组数据的正态性检验

时间(min)	统计	自由度	显著性
0	0.895	15	0.080
15	0.937	15	0.901
30	0.932	15	0.289
45	0.961	15	0.718
60	0.944	15	0.440
75	0.936	15	0.338
90	0.948	15	0.487

符合正态分布(即显著性 P 值大于 0.05 时)采用配对 t 检验,不符合正态分布(即显著性 P 值小于 0.05 时)采用非参数检验。即距离 1.5 m、2.5 m 时,组间对照为非参数检验,距离为 4.0 m 时为配对 t 检验,详细分析见表 3.4.5、表 3.4.6、表 3.4.7。

表 3.4.5　距离为 1.5 m 时配对样本非参数检验

时间段	Z	Sig.(双尾)
0~15 min	−0.938b	0.348
0~30 min	−1.704c	0.088
0~45 min	−1.931c	0.053
0~60 min	−2.131c	0.033
0~75 min	−2.017c	0.044
0~90 min	−2.159c	0.031

表 3.4.6　距离为 2.5 m 时配对样本非参数检验

时间段	Z	Sig.(双尾)
0~15 min	−0.659b	0.510
0~30 min	−0.454c	0.650
0~45 min	−0.341b	0.733
0~60 min	−0.966b	0.334
0~75 min	−1.108b	0.268
0~90 min	−1.079c	0.280

表 3.4.7　距离为 4.0 m 时样本配对 t 检验

时间段	配对差值					t	自由度	显著性(双尾)
	平均值	标准差	标准误差平均值	差值 95% 置信区间				
				下限	上限			
0~15 min	0.10933	0.27657	0.07141	−0.04383	0.26249	1.531	14	0.148
0~30 min	0.02333	0.49017	0.12656	−0.24811	0.29478	0.184	14	0.856

时间段	配对差值					t	自由度	显著性（双尾）
	平均值	标准差	标准误差平均值	差值95%置信区间				
				下限	上限			
0～45 min	0.10533	0.40176	0.10373	−0.11715	0.32782	1.015	14	0.327
0～60 min	−0.14867	0.52811	0.13636	−0.44112	0.14379	−1.090	14	0.294
0～75 min	−0.00933	0.64148	0.16563	−0.36457	0.34590	−0.056	14	0.956
0～90 min	−0.27067	0.39608	0.10227	−0.49001	−0.05133	−2.647	14	0.019

分析结果表明，当观看距离为 1.5 m 远，在观看 3D 视频时间为 60 min 时瞳孔直径的变化具有显著性差异，即从 60 min 开始被试人员产生了视觉疲劳，且具有统计学意义。当观看距离为 2.5 m 时，被试人员的瞳孔变化始终没有显著性差异，但从数值上看来，60 min 后的 P 值为 0.334，具有较小的统计学差异，被试人员可能是产生了视觉疲劳，但是程度不大。当观看距离为 4.0 m 时，仅在观看电影 90 min 时瞳孔直径的变化具有显著性差异，即从 90 min 时被试人员产生了视觉疲劳，且具有统计学意义。

(2)闪光融合频率实验

① 通过分析每 15 min 测得的闪光融合频率值，得出在三个观看距离下闪光融合频率测量值的大小，如表 3.4.8 所示。

表 3.4.8　闪光融合频率测量值

时间（min）	闪光融合频率测量值（Hz）					
	1.5 m		2.5 m		4.0 m	
	均值	标准差	均值	标准差	均值	标准差
0	30.9033	3.44023	30.8933	2.00293	31.9367	3.04352
15	30.7567	3.13054	30.1967	2.40182	31.2167	3.48669
30	30.5167	3.01524	29.6767	4.47971	31.4287	3.17940
45	30.4233	2.99785	30.2400	2.94626	31.2433	2.94575
60	30.3933	2.99159	30.1267	3.48378	31.1867	2.82523
75	30.7733	0.098499	29.9800	3.11814	31.2933	2.60178
90	30.7733	3.30464	30.0833	3.78322	31.6067	2.68094

② 观看时间与视觉疲劳之间的关系

随着观看 3D 电影时间的不同，闪光融合频率实验的数据会产生变化，该项检验属于差异性检验。该指标为连续性指标，因此，可以采用配对 t 检验或是非参数检验，但具体情况要看是否符合正态分布。具体分析结果见表 3.4.9、表 3.4.10、

表 3.4.11。

表 3.4.9　距离 1.5 m 时 7 组数据的正态性检验

时间（min）	统计	自由度	显著性
0	0.966	15	0.791
15	0.962	15	0.724
30	0.975	15	0.929
45	0.959	15	0.682
60	0.982	15	0.979
75	0.977	15	0.943
90	0.971	15	0.870

表 3.4.10　距离 2.5 m 时 7 组数据的正态性检验

时间（min）	统计	自由度	显著性
0	0.976	15	0.937
15	0.946	15	0.463
30	0.743	15	0.313
45	0.957	15	0.636
60	0.910	15	0.135
75	0.907	15	0.122
90	0.842	15	0.121

表 3.4.11　距离 4.0 m 时 7 组数据的正态性检验

时间（min）	统计	自由度	显著性
0	0.962	15	0.730
15	0.975	15	0.929
30	0.956	15	0.625
45	0.978	15	0.956
60	0.951	15	0.541
75	0.963	15	0.746
90	0.920	15	0.194

符合正态分布（即显著性 P 值大于 0.05 时）采用配对 t 检验，不符合正态分布（即显著性 P 值小于 0.05 时）采用非参数检验。即距离 1.5 m、2.5 m 时组间对照为非参数检验，距离为 4.0 m 时组间对照为配对 t 检验，详细分析见表 3.4.12、

表 3.4.13、表 3.4.14。

表 3.4.12　距离为 1.5 m 时样本配对 t 检验

| 时间段 | 配对差值 | | | | | t | 自由度 | 显著性（双尾） |
| | 平均值 | 标准差 | 标准误差平均值 | 差值95%置信区间 | | | | |
				下限	上限			
0～15 min	0.14667	1.64994	0.42601	−0.76704	1.06037	0.344	14	0.736
0～30 min	0.38667	1.31522	0.33959	−0.34168	1.11501	1.139	14	0.274
0～45 min	0.48000	1.33347	0.34430	−0.25845	1.21845	1.394	14	0.185
0～60 min	0.51000	1.27758	0.32987	−0.19750	1.21750	1.546	14	0.144
0～75 min	0.13000	1.64651	0.42513	−0.78181	1.04181	0.306	14	0.764
0～90 min	0.13000	1.71660	0.44322	−0.82062	1.08062	0.293	14	0.774

表 3.4.13　距离为 1.5 m 时样本配对 t 检验

| 时间段 | 配对差值 | | | | | t | 自由度 | 显著性（双尾） |
| | 平均值 | 标准差 | 标准误差平均值 | 差值95%置信区间 | | | | |
				下限	上限			
0～15 min	0.69667	1.77618	0.45861	−0.28695	1.68028	1.519	14	0.151
0～30 min	0.51000	1.65327	0.42687	−0.40555	1.42555	1.195	14	0.252
0～45 min	0.65333	1.71688	0.44330	−0.29744	1.60411	1.474	14	0.163
0～60 min	0.76667	2.16107	0.55799	−0.43010	1.96343	1.374	14	0.191
0～75 min	0.91333	1.90755	0.49253	−0.14303	1.96970	1.854	14	0.085
0～90 min	0.54933	1.78530	0.46096	−0.43933	1.53800	1.192	14	0.253

表 3.4.14　距离为 4.0 m 时样本配对 t 检验

| 时间段 | 配对差值 | | | | | t | 自由度 | 显著性（双尾） |
| | 平均值 | 标准差 | 标准误差平均值 | 差值95%置信区间 | | | | |
				下限	上限			
0～15 min	0.72000	1.77973	0.45952	−0.26558	1.70558	1.567	14	0.139
0～30 min	0.50800	1.02784	0.26539	−0.06120	1.07720	1.914	14	0.076
0～45 min	0.69333	0.89400	0.23083	0.19825	1.18841	3.004	14	0.009
0～60 min	0.75000	0.96695	0.24967	0.21452	1.28548	3.004	14	0.009
0～75 min	0.64333	1.29929	0.33548	−0.07619	1.36286	1.918	14	0.076
0～90 min	0.33000	1.27248	0.32855	−0.37468	1.03468	1.004	14	0.332

由数据可知，仅在距离为 4.0 m，时间在 45 min、60 min 时有统计学意义，即 $P<0.05$，其余皆没有统计学意义。

（3）校对作业

由于数据具有相关性，因此，采用非参数检验的方法中的 Friedman 检验，具体分析见表 3.4.15.

表 3.4.15　时间非参数检验结果

距离	渐进显著性
1.5 m	0.127
2.5 m	0.195
4.0 m	0.008

其中仅有距离 4.0m 时具有显著性差异。

（4）主观调查问卷

对比不同时间的疲劳得分，该检验属于差异性检验，应先检验是否符合正态分布。具体分析如表 3.4.16、表 3.4.17、表 3.4.18。

表 3.4.16　距离 1.5 m 时 7 组数据的正态性检验

时间（min）	统计	自由度	显著性
0	0.728	15	0.001
15	0.775	15	0.002
30	0.889	15	0.065
45	0.821	15	0.007
60	0.886	15	0.059
75	0.940	15	0.378
90	0.888	15	0.062

表 3.4.17　距离 2.5 m 时 7 组数据的正态性检验

时间（min）	统计	自由度	显著性
0	0.728	15	0.001
15	0.881	15	0.050
30	0.917	15	0.173
45	0.893	15	0.075
60	0.917	15	0.175
75	0.928	15	0.253
90	0.943	15	0.425

表 3.4.18　距离 4.0 m 时 7 组数据的正态性检验

时间(min)	统计	自由度	显著性
0	0.783	15	0.002
15	0.893	15	0.076
30	0.915	15	0.162
45	0.868	15	0.032
60	0.902	15	0.101
75	0.947	15	0.484
90	0.905	15	0.115

由于在三组距离下观看时间为 0 min 时,数据不符合正态分布($P<0.05$),因此,组间比较采用非参数检验。具体分析见表 3.4.19、表 3.4.20、表 3.4.21。

表 3.4.19　距离 1.5 m 时非参数检验

	Z	Sig.(双尾)
0~15 min	−1.289b	0.197
0~30 min	−2.406b	0.016
0~45 min	−2.847b	0.004
0~60 min	−3.083b	0.002
0~75 min	−3.158b	0.002
0~90 min	−3.313b	0.001

表 3.4.20　距离 2.5 m 时非参数检验

	Z	Sig.(双尾)
0~15 min	−2.714b	0.007
0~30 min	−3.126b	0.002
0~45 min	−3.225b	0.001
0~60 min	−3.320b	0.001
0~75 min	−3.343b	0.001
0~90 min	−3.317b	0.001

表 3.4.21　距离 4.0 m 时非参数检验

	Z	Sig.(双尾)
0~15 min	−3.201b	0.001
0~30 min	−2.966b	0.003
0~45 min	−3.219b	0.001
0~60 min	−3.210b	0.001

续表

	Z	Sig.（双尾）
0～75 min	−3.209b	0.001
0～90 min	−3.198b	0.001

分析结果表明,随着观看3D电影时间的增长,三个距离下的调查问卷的得分具有差异性,且随着时间的增长,疲劳程度逐渐增大。

3.4.2.2　以距离为变量进行分析

将试验数据分为三组,1组为距离1.5 m与距离2.5 m,2组为距离1.5 m与距离4 m,三组为距离2.5 m与距离4.0 m。

（1）瞳孔直径

分析不同距离下观看3D电影所导致的瞳孔直径是否有差异。该研究是对同一批被试在不同观看距离下的两次测量结果,为配对设计,详细分析见表3.4.22、表3.4.23、表3.4.24。

表 3.4.22　第一组（距离 1.5 m 与距离 2.5 m）样本配对 T 检验

	配对差值					t	自由度	显著性（双尾）
	平均值	标准差	标准误差平均值	差值95％置信区间				
				下限	上限			
15 min	−0.14600	0.54137	0.13978	−0.44580	0.15380	−1.044	14	0.314
30 min	−0.09000	0.60298	0.15569	−0.42392	0.24392	−0.578	14	0.572
45 min	0.07800	0.47483	0.12260	−0.18495	0.34095	0.636	14	0.535
60 min	0.20600	0.64839	0.16741	−0.15307	0.56507	1.230	14	0.239
75 min	0.17600	0.49862	0.12874	−0.10013	0.45213	1.367	14	0.193
90 min	−0.04200	0.45021	0.11624	−0.29132	0.20732	−0.361	14	0.723

表 3.4.23　第二组（距离 1.5 m 与距离 4.0 m）样本配对 T 检验

	配对差值					t	自由度	显著性（双尾）
	平均值	标准差	标准误差平均值	差值95％置信区间				
				下限	上限			
15 min	−0.27200	0.38995	0.10068	−0.48795	−0.05605	−2.702	14	0.017
30 min	−0.10333	0.57192	0.14767	−0.42005	0.21339	−0.700	14	0.496
45 min	0.02600	0.39201	0.10122	−0.19109	0.24309	0.257	14	0.801
60 min	−0.15867	0.72387	0.18690	−0.55953	0.24220	−0.849	14	0.410
75 min	−0.08533	0.59020	0.15239	−0.41218	0.24151	−0.560	14	0.584
90 min	−0.20267	0.53470	0.13806	−0.49877	0.09344	−1.468	14	0.164

表 3.4.24　第三组(距离 2.5 m 与距离 4.0 m)样本配对 *T* 检验

	配对差值					*t*	自由度	显著性(双尾)
	平均值	标准差	标准误差平均值	差值 95% 置信区间				
				下限	上限			
15 min	−0.12600	0.44774	0.11561	−0.37395	0.12195	−1.090	14	0.294
30 min	−0.01333	0.66472	0.17163	−0.38144	0.35478	−0.078	14	0.939
45 min	−0.05200	0.49531	0.12789	−0.32629	0.22229	−0.407	14	0.690
60 min	−0.36467	0.62404	0.16113	−0.71025	−0.01908	−2.263	14	0.040
75 min	−0.26133	0.48323	0.12477	−0.52894	0.00627	−2.095	14	0.055
90 min	−0.16067	0.55787	0.14404	−0.46961	0.14827	−1.115	14	0.283

由表中的数据可知,距离为 1.5 m 与 4.0 m 之间比较发现,在 15 min 时有显著差异,且具有统计学意义,说明距离 1.5 m 时瞳孔直径更大,疲劳程度较大。距离 2.5 m 与 4.0 m 之间的比较发现,在 60 min 时有显著差异,且具有统计学意义,说明距离为 4.0 m 时瞳孔直径更大,疲劳程度较大。其余皆无统计学意义。

(2)闪光融合频率测量实验

分析不同距离下观看 3D 电影所导致的闪光融合频率是否有差异。由表 3.4.9、表 3.4.10、表 3.4.11 可知数据均符合正态分布,因而采用配对 t 检验。具体分析见表 3.4.25、表 3.4.26、表 3.4.27。

表 3.4.25　第一组(距离 1.5 m 与距离 2.5 m)样本配对 *T* 检验

	配对差值					*t*	自由度	显著性(双尾)
	平均值	标准差	标准误差平均值	差值 95% 置信区间				
				下限	上限			
15 min	0.56000	2.06926	0.53428	−0.58592	1.70592	1.048	14	0.312
30 min	0.13333	2.18065	0.56304	−1.07427	1.34094	0.237	14	0.816
45 min	0.18333	1.81823	0.46946	−0.82357	1.19023	0.391	14	0.702
60 min	0.26667	2.12138	0.54774	−0.90811	1.44145	0.487	14	0.034
75 min	0.79333	2.12417	0.54846	−0.38299	1.96966	1.446	14	0.040
90 min	0.42933	1.90840	0.49275	−0.62750	1.48617	0.871	14	0.398

表 3.4.26　第二组(距离 1.5 m 与距离 4.0 m)样本配对 *T* 检验

	配对差值					*t*	自由度	显著性(双尾)
	平均值	标准差	标准误差平均值	差值 95% 置信区间				
				下限	上限			
15 min	−0.46000	3.59221	0.92751	−2.44930	1.52930	−0.496	14	0.628
30 min	−0.91200	2.51634	0.64972	−2.30550	0.48150	−1.404	14	0.182

续表

	配对差值					t	自由度	显著性(双尾)
	平均值	标准差	标准误差平均值	差值95％置信区间				
				下限	上限			
45 min	−0.82000	2.21841	0.57279	−2.04852	0.40852	−1.432	14	0.174
60 min	−0.79333	2.53390	0.65425	−2.19656	0.60990	−1.213	14	0.245
75 min	−0.52000	2.40867	0.62192	−1.85388	0.81388	−0.836	14	0.017
90 min	−0.83333	2.09026	0.53970	−1.99088	0.32421	−1.544	14	0.145

表 3.4.27　第三组(距离 2.5 m 与距离 4.0 m)样本配对 T 检验

	配对差值					t	自由度	显著性(双尾)
	平均值	标准差	标准误差平均值	差值95％置信区间				
				下限	上限			
15 min	−1.02000	3.18819	0.82319	−2.78556	0.74556	−1.239	14	0.236
30 min	−1.04533	2.84821	0.73541	−2.62262	0.53196	−1.421	14	0.177
45 min	−1.00333	2.78705	0.71961	−2.54675	0.54009	−1.394	14	0.185
60 min	−1.06000	3.46499	0.89466	−2.97885	0.85885	−1.185	14	0.256
75 min	−1.31333	2.86496	0.73973	−2.89990	0.27323	−1.775	14	0.098
90 min	−1.26267	2.78537	0.71918	−2.80515	0.27982	−1.756	14	0.101

其中第一组比较(距离 1.5 m 和距离 2.5 m)显示,在 60 min 和 75 min 时闪光融合频率数值具有统计学意义,距离 2.5 m 时的闪光融合频率值大于距离 1.5 m,说明 1.5 m 时的疲劳程度要大于 2.5 m 时。第二组比较(距离 1.5 m 和距离 2.5 m)显示,在 75 min 时闪光融合频率数值具有统计学意义,距离 4.0 m 时的闪光融合频率值大于 1.5 m,说明 1.5 m 时的疲劳程度要大于 4.0 m。第三组比较(距离 2.5 m 和距离 4.0 m)显示,其差异均无统计学意义,但在 75 min、90 min 时 P 值较小,原因可能是该时间段的视觉疲劳有差异但差异性不够明显。

(3)校对作业

由于数据具有相关性,因此,仍然采用非参数检验的方法中的 Friedman 检验,具体分析见表 3.4.28。

表 3.4.28　距离非参数检验结果

时间(min)	显著性
15	0.924
30	0.320
45	0.203

时间(min)	显著性
60	0.822
75	0.161
90	0.735

由表 3.4.28 中数据分析可知,均无统计学意义,表明这种方法可能在试验过程中出现错误,或者这种方法不适合本试验。

(4)主观调查问卷

分析不同距离下观看 3D 电影所导致的调查问卷得分是否有差异。该研究是同一批被试在不同观看距离下的两次测量结果,为配对设计。由表 3.4.16、表 3.4.17、表 3.4.18 可知,各组数据基本均不符合正态分布,因此采用非参数检验。具体检验结果见表 3.4.29、表 3.4.30、表 3.4.31。

表 3.4.29　第一组(距离 1.5 m 与距离 2.5 m)样本非参数检验

	Z	Sig.(双尾)
15 min	−0.945b	0.344
30 min	−0.396c	0.692
45 min	−1.188c	0.235
60 min	−1.298c	0.194
75 min	−1.026c	0.305
90 min	−1.856c	0.063

表 3.4.30　第二组(距离 1.5 m 与距离 4.0 m)样本非参数检验

	Z	Sig.(双尾)
15 min	−2.605b	0.009
30 min	−1.519b	0.129
45 min	−0.316b	0.752
60 min	−1.107c	0.269
75 min	−0.826c	0.409
90 min	−0.960c	0.337

表 3.4.31　第三组(距离 2.5 m 与距离 4.0 m)样本非参数检验

	Z	Sig.(双尾)
15 min	−2.153b	0.031
30 min	−1.712b	0.087

续表

	Z	Sig.（双尾）
45 min	−2.020b	0.043
60 min	−0.758b	0.448
75 min	−0.091b	0.928
90 min	−0.491b	0.623

由表 3.4.30 可知，在距离 1.5 m 与距离 4.0 m 时，观看时间为 15 min 时差异具有统计学意义，观看距离 2.5 m 与 4.0 m 时，观看时间为 15 min 和 45 min 具有统计学意义，其余皆无统计学意义。

（5）小结

数据分析折线图如图 3.4.1、图 3.4.2、图 3.4.3 所示

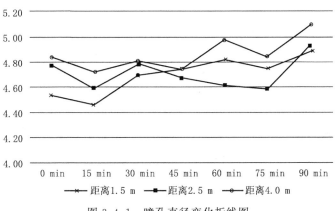

图 3.4.1 瞳孔直径变化折线图

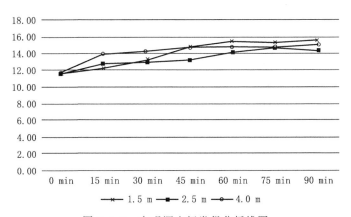

图 3.4.2 主观调查问卷得分折线图

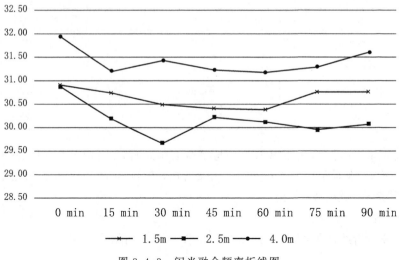

图 3.4.3　闪光融合频率折线图

　　距离为 1.5 m 时,人眼出现严重视觉疲劳的时间为 60 min;距离为 2.5 m 时,各个时间段的差异性并不显著,仅在观看 75 min 时出现较大差异;距离为 4.0 m 时,人眼出现严重视觉疲劳的时间为 90 min。在相同时间下,不同距离之间的比较说明,距离 1.5 m 时的视觉疲劳程度要严重于距离 2.5 m 和 4.0 m,经过较长时间的观看,距离 4.0 m 时的视觉疲劳程度要严重于距离 2.5 m 时。这说明在近距离观看时会较早地产生严重的视觉疲劳,远距离观看较长时间时会出现严重的视觉疲劳,而适当距离的观看 3D 视频只会产生轻微的视觉疲劳。虽然校对作业的结果分析并无显著性差异,但是数据变化显示确实是有增长趋势。

3.4.3　主要研究成果

　　通过分析数据分析结果可知:

　　(1)试验数据分析结果表明,在 3D 显示技术下视距与视觉疲劳之间的关系呈"V"字形分布,在过近距离观看 3D 视频时产生的视觉疲劳程度较为严重,随着观看距离的增加,视觉疲劳的严重程度逐渐下降,且下降趋势较大,在适当的观看距离时达到最低点,之后随着观看距离的增加,视觉疲劳的严重程度又会逐渐上升,但上升的趋势较小。

　　(2)长时间的观看 3D 视频会产生视觉疲劳状态。相对于合适距离的观看 3D 视频,较近的距离下观看 3D 视频会在较短的时间内(例如本实验中的 60 min)产生严重的视觉疲劳状态,较远距离下观看 3D 视频会稍长时间内(例如本试验的 90 min)产生严重的视觉疲劳状态。

　　(3)在实际的 3D 显示技术的应用过程中,可以通过减少观看时间或者是调节适当的观看距离等来减缓视觉疲劳的产生。

3.5　固定视距及亮度下视觉疲劳的生理信号分析

3.5.1　试验条件与研究方法

3.5.1.1　试验条件

试验中使用 LG 电视(型号 LG42LW4500)作为 3D 显示端,使用 Photo Research PR-680 光度计测量设备亮度,并采用 Ergolab 人机环同步平台系统获取皮电信号 EDA、肌电信号 EMG、皮温信号 SKT、脉搏信号 PPG 和呼吸幅度信号 RESPIRATION。

试验环境温度处于人体舒适温度下。每次试验前及整个实验过程中,试验环境温度均控制为 25 ℃,试验正式开始时的环境为黑暗环境(室内灯具、光亮屏幕皆关闭),固定视距为 2.5 m。

被试选取与 3.3 节研究相同。

3.5.1.2　研究方法

试验采用问卷调查法、主任务测量法(校对作业)、生理信号检测技术(EDA、EMG、SKT、PPG 和 RESPIRATION)多种方法、主客观评价技术相结合的方式进行。

试验具体操作如下:

(1)提前开启生理信号传感器和接收仪,对信号的准确度和电池进行检查确认,保证试验过程中采集到的信号较为完好。被试填写被试信息记录表。观看时采取距离 2.5 m。被试坐在软椅上,姿势调整至舒适。

(2)为被试佩戴好生理信号传感器,肌电信号使用一次性电极。开好信号接收软件平台 Ergolab,再次确认信号在正常水平内,仪器设备皆正常。其佩戴方式见图 3.5.1。图为 EDA(皮电)传感器和 EMG(肌电)传感器佩戴示例。

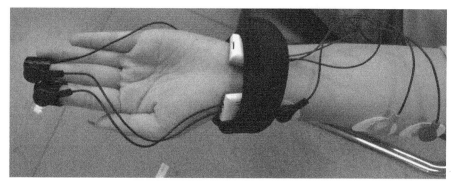

图 3.5.1　生理信号传感器佩戴示例

(3)观看视频前进行问卷调查、校对作业任务,并在视频观看过程中每隔 15 min 进行同样的测试,共计 90 min,最终获得到 7 份试验数据,保存数据并进行分析。

3.5.2 试验数据处理与分析

数据分析分为主观数据处理和客观数据处理。客观数据处理包含 CFF 值数据分析、校对作业错误率分析以及生理信号数据分析。首先使用 Ergolab 截取生理信号片段数据作短时程分析。以未看 3D 视频前 3 min 的数据为空白对照组，观看到 15 min、30 min、45 min、60 min、75 min、90 min 前 3 min 内的数据为实验组，将数据整理到 excel 表中，并使用统计软件 SPSS 25.0 进行分析。前期处理中，使用 3 个标准差原则，即样本数据所得 Z 分数大于等于−3，小于等于 3 的条件，对异常值进行清理。由于样本量较小，异常值删除后使用均值替代法填补。上述处理完毕后进行正式处理。分别对数据进行显著性分析和相关性分析。

3.5.2.1 主任务调查数据处理与分析

对校对作业的分析，主要看校对作业错误率在观看时间的维度上是否呈现差异性。观看时间为 0 min 作为对照组，每次分析皆只详细说明 0 min 同 15 min 的检验分析，其他组别的差异性分析以表呈现。

首先对所有值进行描述性统计，见表 3.5.1。其正态性检验结果见表 3.5.2。

表 3.5.1　校对作业均值统计表

观看时间（min）	N	平均值	标准偏差	标准错误	平均值 95% 置信区间		最小值	最大值
					下限值	上限		
0	15	8.57	10.59	2.74	2.70	14.44	0.00	40.00
15	15	10.00	9.26	2.39	4.87	15.13	0.00	30.00
30	15	7.33	9.61	2.48	2.01	12.66	0.00	30.00
45	15	10.00	10.69	2.76	4.08	15.92	0.00	30.00
60	15	12.67	13.35	3.45	5.28	20.06	0.00	40.00
75	15	16.00	14.54	3.75	7.95	24.05	0.00	50.00
90	15	14.00	12.98	3.35	6.81	21.19	0.00	40.00

表 3.5.2　正态性检验结果表

观看时间（min）	Kolmogorov-Smirnov(K)			Shapiro-Wilk		
	统计	df	显著性	统计	df	显著性
0	0.31	15	0.00	0.73	15	0.00
15	0.23	15	0.03	0.86	15	0.03
30	0.31	15	0.00	0.77	15	0.00
45	0.23	15	0.03	0.83	15	0.01
60	0.30	15	0.00	0.80	15	0.00
75	0.19	15	0.14	0.89	15	0.08
90	0.19	15	0.14	0.89	15	0.06

先看整体多组水平上是否具有差异性。7组中只有75 min、90 min观看组的正态检验值大于0.05,其他皆小于0.05,因此,7组数据组在多组上呈非正态分布。使用非参数检验,Kruskal-wallis检验,结果为多组水平上校对作业率没有差异性(卡方=5.261,$P(=0.511) > 0.05$)。

分别进行单个的组间检验。若数据组符合正态分布,则使用配对T检验和独立样本T检验,若不符合正态分布,则使用wilcoxon秩和检验。其结果见表3.5.3。

表3.5.3　校对作业差异性分析结果表

组别	观看时长 (min)	均值 (%)	标准差	正态检验 结果	分析方法	P值	均值变化	差异是否 显著
15 vs. 0	0	8.57	10.59	非正态	Wilcoxon 秩和检验	0.45	升高	否
	15	10.00	9.26					
30 vs. 0	0	8.57	10.59	非正态	Wilcoxon 秩和检验	0.74	降低	否
	30	7.33	9.61					
45 vs. 0	0	8.57	10.59	非正态	Wilcoxon 秩和检验	0.64	升高	否
	45	10.00	10.69					
60 vs. 0	0	8.57	10.59	非正态	Wilcoxon 秩和检验	0.43	升高	否
	60	12.67	13.35					
75 vs. 0	0	8.57	10.59	非正态	Wilcoxon 秩和检验	0.11	升高	否
	75	16.00	14.54					
90 vs. 0	0	8.57	10.59	非正态	Wilcoxon 秩和检验	0.21	升高	否
	90	14.00	12.98					

从表3.5.3中可得知,其校对作业的错误率大致呈现升高的趋势,但数据经统计显示皆无统计学意义,且P值的走势无明显的变化趋势,因此,不对校对作业做进一步的分析阐明。

3.5.2.2　闪光融合频率临界值分析

对闪光融合临界频率数据分析与统计类似校对作业。首先进行描述性统计,其值见表3.5.4。

表3.5.4　CFF值均值表

观看时间 (min)	N	平均值 (Hz)	标准偏差	标准错误	平均值95%置信区间		最小值	最大值
					下限	上限		
0	15	30.74	3.51	0.91	28.80	32.68	24.85	38.70
15	15	30.70	3.17	0.82	28.94	32.46	23.95	37.70
30	15	30.16	3.35	0.86	28.31	32.02	24.90	37.05

续表

观看时间（min）	N	平均值（Hz）	标准偏差	标准错误	平均值95%置信区间		最小值	最大值
					下限	上限		
45	15	30.13	3.20	0.83	28.35	31.90	25.80	36.70
60	15	30.10	3.20	0.83	28.33	31.88	25.25	36.10
75	15	30.47	3.43	0.89	28.57	32.37	25.00	36.25
90	15	30.33	4.01	1.04	28.10	32.55	21.80	37.25

均值上，CFF 值大致呈现下降趋势。为了检验其下降趋势是否差异显著，首先进行正态性检验，结果见表 3.5.5。

表 3.5.5　CFF 值正态性检验结果表

观看时间（min）	Kolmogorov-Smirnov(K)			Shapiro-Wilk		
	统计	df	显著性	统计	df	显著性
0	0.12	15	0.20	0.96	15	0.71
15	0.14	15	0.20	0.97	15	0.87
30	0.13	15	0.20	0.98	15	0.94
45	0.19	15	0.15	0.94	15	0.42
60	0.12	15	0.20	0.97	15	0.88
75	0.10	15	0.20	0.97	15	0.79
90	0.14	15	0.20	0.98	15	0.97

结果显示其为正态数据组，多组间比较进行单因素方差分析，统计结果显示，$P(=0.997)>0.05$，则结果在多组上组间无差异。结合主观的分析结果，让观看时间为 0 min 组别上的 CFF 数据分别同其他组别的 CFF 数据进行两组检验。检验观看前和观看后是否具有差异性。根据正态性检验结果，两两组间显著分析皆使用 T 检验。结果显示见表 3.5.6。

表 3.5.6　差异性分析结果表

组别	观看时长（min）	均值（Hz）	标准差	正态检验结果	分析方法	P 值	均值变化	差异是否显著
15 vs. 0	0	30.74	3.51	正态	T 检验（独立样本和配对）	0.97、0.92	降低	否
	15	30.70	3.17					
30 vs. 0	0	30.74	3.51	正态	T 检验（独立样本和配对）	0.65、0.16	降低	否
	30	30.16	3.35					

续表

组别	观看时长 （min）	均值 （Hz）	标准差	正态检验 结果	分析方法	P 值	均值变化	差异是否 显著
45 vs. 0	0	30.74	3.51	正态	T 检验（独立 样本和配对）	0.62、 0.11	降低	否
	45	30.13	3.20					
60 vs. 0	0	30.74	3.51	正态	T 检验（独立 样本和配对）	0.61、 0.09	降低	否
	60	30.10	3.20					
75 vs. 0	0	30.74	3.51	正态	T 检验（独立 样本和配对）	0.83、 0.57	降低	否
	75	30.47	3.43					
90 vs. 0	0	30.74	3.51	正态	T 检验（独立 样本和配对）	0.76、 0.50	降低	否
	90	30.33	4.01					

从表 3.5.6 中可看出，CFF 值的降低无明显的差异，且 P 值无明显的变化趋势，无法进一步分析其变化因素的缘由。

3.5.2.3 多生理信号数据分析

人的疲劳受多种因素影响，目前尚未明确某个生理指标能够独立说明疲劳程度，因此，使用多指标综合分析，以人体的多种水平状态对视觉疲劳的影响程度进行说明。

（1）生理指标预处理

对于生理指标的截取，由于 HRV 心率变异性指标（PPG，脉搏波信号属于心率变异性指标）短时长分析一般在 2～5 min 内，且试验中每次间隔为 15 min，考虑到截取 5 min 时片段差距较小，变化不明显，且 2 min 过短，不利于分析，因此截取 3 min 进行分析。生理指标作为极其敏感的指标，在外界环境，如噪声、仪器等的影响下数据浮动较大。为求数据准确，生理指标在分析前期需要使用专门的软件进行各项处理。本次处理中使用 Ergolab 平台自动化处理。其处理界面见图 3.5.2。其处理流程见图 3.5.3。

上述过程显示，生理信号的前期处理经由滤波（FFT Filters，即快速傅里叶变换）、平滑处理（Smooth）、缩放（Scale）以及降采样（Down Sample）的过程。不同生理指标的频谱响应特性不同，因此前期处理选择也不同。

滤波（FFT Filters，即快速傅里叶变换）的目的是降低噪声在数据中的权重而增加信号本身的权重，突出原始真实的数据。在 Ergolab 平台中有 4 种滤波，分别是高通滤波（Highpass-Filter）、低通滤波（Lowpass-Filter）、带阻滤波（Bandstop）和带通滤波（Bandpass-Filter）。高通滤波（默认值 5 Hz）过滤低频信号（默认值 500 Hz），低通滤波过滤高频信号，带阻滤波（默认值 50 Hz）去除工频干扰（供电系统带来的信号干扰），带通滤波过滤高频低频。另外，小波降噪（White Denoise）也是一种新型的滤

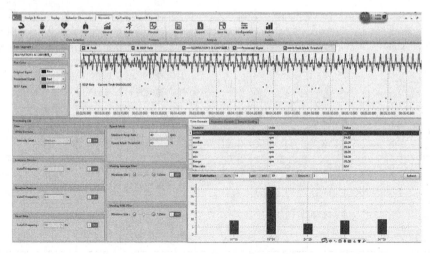

图 3.5.2　Ergolab 平台生理信号预处理界面

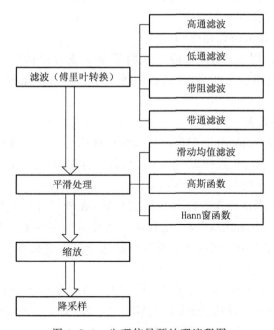

图 3.5.3　生理信号预处理流程图

波形式,可以在去除噪声影响的同时,保留波本身的特征,因此,也广受研究者的欢迎。

　　平滑处理(Smooth)主要包括 3 种处理方式:滑动均值滤波(Moving Average)、高斯滤波(Guass)和 Hann 窗函数。一般最简单且方便的处理方式即滑动均值滤波。本次研究中使用均值即可满足。

降采样(Down Sample)根据实际试验所需将采样率降至 32 Hz、16 Hz、8 Hz、4 Hz、2 Hz。此次降采样的默认值为 4 Hz。

EDA(皮电)作为一种非平稳,超低频(有用频率段主要在 0.2 Hz)的信号,需要开启低通滤波选项保留低频信号;皮电采样率 64 Hz,根据奈奎斯特采样定律,频谱范围为 0～32 Hz 的数据才会被完整保留,工频干扰中国只有 50 Hz,故无须进行带阻滤波;平滑处理(Smooth)时选择高斯滤波(Guass,软件选项默认只有高斯滤波)进行处理,其处理后的波形图示例见图 3.5.4;

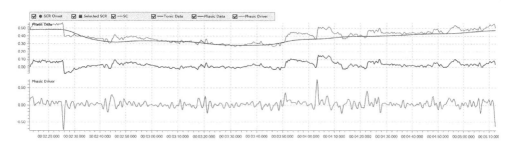

图 3.5.4 EDA 预处理后波形图

PPG 作为一种心率变异性信号,非常微弱,一般值仅为 0～10 mV,但稳定且具有准周期。因此选择低通滤波和高通滤波处理;由于 PPG 数据自身信号比较微弱,环境的噪声(如工频干扰)易干扰数据测量,此时需要进行带阻滤波处理。另外,人体生理噪声、呼吸引起的基线漂移以及其他电子设备的机器噪声等诸多方面都会对 PPG 产生影响和干扰,故需要进行小波降噪(White Denoise)和基线漂移(Baseline Denoise)处理,其处理后示范波形图见图 3.5.5。

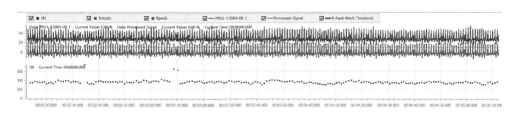

图 3.5.5 PPG 预处理后波形图

EMG 信号特征与心电相似,频谱范围:0～1000 Hz 之间,功率谱的最大频率通常在 10～200 Hz 之间,而 80% 以上的肌电信号主要能量则集中在 50～150 Hz 之间,因此需要进行高通和低滤波,另外,其他噪声非常容易影响测量,其噪声可能来自工频(50 Hz)干扰,所以需要进行带阻滤波,预处理后的波形图见图 3.5.6。

RESP 作为低频信号(仅为 0.7 Hz),使用低通滤波,并去除呼吸中带来的基线漂移,对外界环境噪声的去除处理为小波降噪和带阻滤波。使用平滑均值滤波运算,数据波形更平滑,其波形图见 3.5.7。

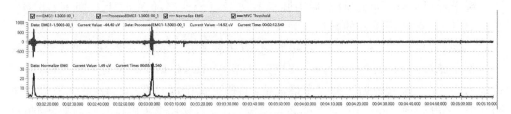

图 3.5.6　EMG 预处理后波形图

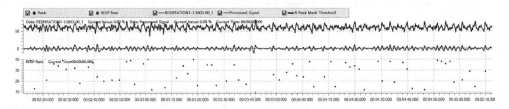

图 3.5.7　RESP 预处理后波形图

SKT 皮温指标由于较稳定,因此,一般无须进行预处理,其波形图示意见图 3.5.8。

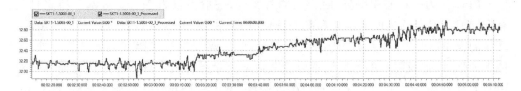

图 3.5.8　SKT 波形图

各个指标的处理过程总结见表 3.5.7。

表 3.5.7　生理指标预处理表

指标名称	预处理内容
肌电	开启高通滤波(5 Hz),低通滤波(500 Hz),带阻滤波(50 Hz),选择滑动均值滤波、归一化处理
皮电	降采样(4 Hz),平滑处理(500 ms);高斯滤波(200 ms)
容积脉搏波	低通滤波(20 Hz),带阻滤波(50 Hz),小波降噪(系统中值),基线漂移(0.1 Hz)去除
呼吸频率	低通(20 Hz),带阻滤波(50 Hz),小波降噪(系统中值),基线漂移(0.5 Hz)去除,选择平滑均值滤波(125 ms)
皮温	只进行异常值处理

对生理信号的特征提取和分析,一般使用时域分析法与频域分析法结合的办法,根据指标的特征分别进行分析。

（2）EMG

为表面肌电信号，进行滤波、均值提取后，进行归一化处理，使得其值便于计算分析。对肌电的分析主要分为时域分析和频域分析。肌电的时域分析是指建立肌电信号与时间的函数，从而反映其幅值在时间维度上的规律[30]，时域分析方法主要有过零点数、均方根值、积分值、方差分析、自回归模型法等。频域分析则是使用快速傅里叶变换的方法对信号频谱进行处理分析。本次针对 Ergolab 提供的生理指标，时域分析仅分析归一化均值，反映一定时间内肌肉放电的平均水平，频域分析对平均频率进行分析。

① 时域分析

首先对肌电的均值进行时域分析，反映其均值在时间上的变化。其描述统计见表 3.5.8。

表 3.5.8 EMG 归一化均值统计表

观看时间 （min）	最小值 （M）	最大值 （X）	平均值 （E）	标准偏差	偏度	峰度
0	0.49	1.35	0.86	0.26	0.27	0.85
15	0.51	2.18	1.04	0.45	1.26	1.63
30	0.54	2.42	1.06	0.54	1.61	2.21
45	0.58	2.38	1.08	0.53	1.63	2.09
60	0.35	3.05	1.24	0.65	1.65	3.54
75	0.68	2.39	1.30	0.47	1.24	1.41
90	0.46	2.05	1.15	0.41	0.31	0.67

对其进行方差齐性检验（往后多组统计皆不详细给出表），见表 3.5.9，$P(=0.60)$ >0.05，数据符合正态分布。得知此时在多组水平上进行单因素方差分析。

表 3.5.9 EMG 多组方差齐性检验

Levene 统计	df1	df2	显著性
0.77	6	98	0.60

其检验结果见表 3.5.10（往后多组统计皆不详细给出表），得出 $P(=0.26)$ >0.05，此时多组水平上无显著结果。

表 3.5.10 EMG 单因素方差分析

	平方和	df	均方	F	显著性
组之间	1.85	6	0.31	1.30	0.26
组内	23.27	98	0.24		
总计	25.12	104			

EMG 变化折线图见图 3.5.9。

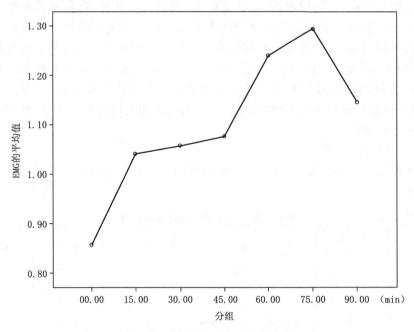

图 3.5.9　EMG 多组水平折线图

为进行组内两两比较均值,对多组进行正态性检验。

多组上正态分布结果见表 3.5.11。

表 3.5.11　EMG 正态性检验

观看时间 （min）	Kolmogorov-Smirnov（K）			Shapiro-Wilk		
	统计	df	显著性	统计	df	显著性
0	0.13	15	0.20	0.96	15	0.67
15	0.17	15	0.20	0.90	15	0.10
30	0.30	15	0.00	0.81	15	0.00
45	0.24	15	0.02	0.80	15	0.00
60	0.23	15	0.04	0.86	15	0.02
75	0.30	15	0.00	0.87	15	0.03
90	0.18	15	0.20	0.94	15	0.39

不需要结合正态分布图,因为两种方法的正态检验值都大于 0.05。

建立零假设 H_0:观看前的肌电信号同观看后的肌电信号无差异。对均为正态分布的数据组进行配对样本 T 检验和独立样本 T 检验。结果见表 3.5.12、表 3.5.13。

表 3.5.12 EMG 配对 T 检验

观看时间 配对组	配对差值					t	自由度	显著性 （双尾）
	平均值 （E）	标准偏差	标准误差 平均值	差值的95%置信区间				
				下限	上限			
15 min vs. 0	−0.18	0.04	0.10	−0.40	0.04	−1.78	14	0.10
90 min vs. 0	−0.29	0.49	0.13	−0.56	−0.02	−2.28	14	0.04

表 3.5.13 EMG 独立样本 T 检验

观看时间 （min）	列文方差相等性检验		平均值相等性的 t 检验						
	F	显著性	t	自由度	显著性 （双尾）	平均差	标准误差 差值	差值的95% 置信区间	
								下限	上限
0～15	2.17	0.15	−1.37	28	0.18	−0.18	0.13	−0.46	0.09
0～90	0.79	0.38	−2.28	28	0.03	−0.29	0.13	−0.55	0.03

非正态分布使用 wilcoxon 秩和检验（SPSS 中显示为 Mann-Whitney U 方法），以 30 min vs. 0 组为例，其秩和见表 3.5.14。检验统计表见表 3.5.15。

表 3.5.14 0～30 组秩和描述表

分组（min）	数字	等级平均值	等级之和
0	15	14.33	215.00
30	15	16.67	250.00
总计	30		

表 3.5.15 0～30 组秩和检验表

方法	值
Mann-Whitney U	95.00
Wilcoxon W	215.00
Z	−0.73
渐近显著性（双尾）	0.47
精确显著性（单尾）	0.49

后续方法一致，不再赘述，其差异性分析结果见表 3.5.16。

表 3.5.16 差异性分析结果表

组别	观看时长 （min）	均值 （%）	标准差	正态检验 结果	分析方法	P 值	均值变化	差异是否 显著
15 min vs. 0	0	0.86	0.26	0.67	T 检验	0.10、 0.18	升高	否
	15	1.04	0.45	0.10				

续表

组别	观看时长（min）	均值（%）	标准差	正态检验结果	分析方法	P 值	均值变化	差异是否显著
30 min vs. 0	0	0.86	0.26	0.67	Wilconxon 秩和检验	0.47	升高	否
	30	1.06	0.54	0.00				
45 min vs. 0	0	0.86	0.26	0.67	Wilconxon 秩和检验	0.35	升高	否
	45	1.08	0.53	0.00				
60 min vs. 0	0	0.86	0.26	0.67	Wilconxon 秩和检验	0.05	升高	是
	60	1.24	0.65	0.02				
75 min vs. 0	0	0.86	0.26	0.67	Wilconxon 秩和检验	0.00	升高	是
	75	1.30	0.47	0.03				
90 min vs. 0	0	0.86	0.26	0.67	T 检验	0.04、0.03	升高	是
	90	1.15	0.41	0.39				

结果显示,观看前同观看 60 min、75 min、90 min 时肌电信号水平差异显著,且肌电水平增长。其 P 值和均值变化见图 3.5.10。从图中可以看出肌电水平缓慢上升,P 值在 45 min 时下降明显,60 min 时到达分界线,轻微显著。研究显示肌电水平增高表示人体的疲劳增长,因此,该组数据可说明在 60 min、75 min、90 min 时被试疲劳增长。

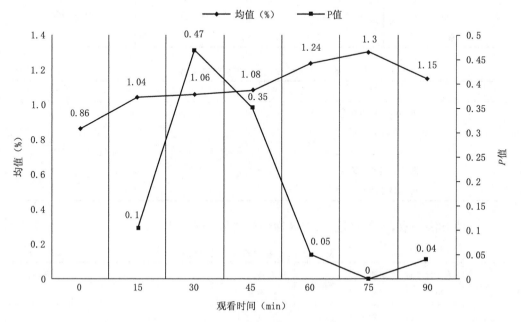

图 3.5.10 分析结果水平折线图

② 频域分析

对肌电的平均频率进行描述统计,见表3.5.17,其正态性见表3.5.18。

表 3.5.17 平均频率统计表

观看时间（min）	N	平均值（μV）	标准偏差	标准错误	平均值95%置信区间		最小值	最大值
					下限	上限		
0	15	237.15	64.99	16.78	201.16	273.14	143.00	305.70
15	15	237.01	65.00	16.78	201.01	273.00	136.60	309.00
30	15	233.12	60.55	15.63	199.59	266.65	138.50	301.20
45	15	231.18	61.25	15.81	197.26	265.10	135.20	288.20
60	15	230.33	61.43	15.86	196.31	264.35	139.30	317.40
75	15	232.20	58.74	15.17	199.67	264.73	144.50	301.40
90	15	230.98	57.45	14.83	199.16	262.79	145.50	283.40

表 3.5.18 正态性检验结果表

观看时间（min）	Kolmogorov-Smirnov(K)			Shapiro-Wilk		
	统计	df	显著性	统计	df	显著性
0	0.26	15	0.01	0.78	15	0.00
15	0.27	15	0.00	0.82	15	0.01
30	0.28	15	0.00	0.80	15	0.00
45	0.30	15	0.00	0.78	15	0.00
60	0.30	15	0.00	0.83	15	0.01
75	0.30	15	0.00	0.79	15	0.00
90	0.33	15	0.00	0.74	15	0.00

皆不符合正态分布,因此使用kruskal-wallis多组秩和检验。其秩和检验结果显示,卡方为1.971,显著性 $P=0.922>0.05$,此时结果不显著,即多组的平均频率不随着时间的变化而呈现显著变化,不具有统计学意义。

对于未观看和观看后的平均频率值变化进行探讨,使用两两秩和检验,其结果值见表3.5.19。

表 3.5.19 差异性分析结果表

组别	显著性	均值变化
15 min vs. 0	0.92	下降
30 min vs. 0	0.58	下降
45 min vs. 0	0.42	下降

续表

组别	显著性	均值变化
60 min vs. 0	0.33	下降
75 min vs. 0	0.42	下降
90 min vs. 0	0.35	下降

其均值变化图见图 3.5.11，P 值变化图见图 3.5.12。

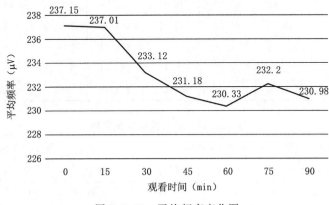

图 3.5.11　平均频率变化图

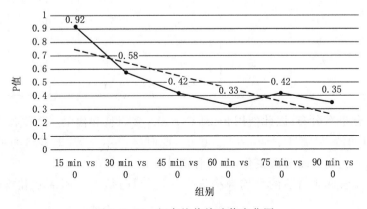

图 3.5.12　频率均值检验值变化图

从上述描述性统计中可以看出，肌电频率的水平大致呈现下降的趋势，且随着时间的增长在降低。但在统计结果上却没有统计学意义。这可能跟实验人数以及观看时间有关。由图 3.5.12 检验值可以看出 P 值在不断降低，可以预见如果时间足够长，P 值可能会降低到显著的水平，即时间足够长，可能会有肌电频率水平的显著降低。

（3）EDA

皮电信号不具备规律性,因此,只进行时域分析,不进行频域分析。皮电分析可分为3个分指标。分别是皮肤电导（SC）、皮肤电导水平（SCL）和皮肤电导反应（SCR）。

皮肤电导水平（SCL）作为电导反应的绝对值,可以反映皮电的基础水平,而皮肤电导反应（SCR）则是皮肤电导水平中出现的一个瞬时的、较快的波动,反映着外界短时刺激带来的电导波动。SC则代表整体的水平。可以表征EDA本身水平。即对3个分指标分别进行显著性分析。在平台软件中,SCL对应Tonic值,SCR对应Phasic值,下述时不再使用SCL和SCR的说法。

① Tonic分析

描述性统计表见3.5.20,正态性检验见表3.5.21。

表 3.5.20　Tonic 描述统计表

观看时间 （min）	N	平均值 （μs）	标准偏差	标准错误	平均值95%置信区间		最小值	最大值
					下限	上限		
0	15	2.26	2.20	0.57	1.04	3.48	0.11	7.83
15	15	2.12	2.22	0.57	0.89	3.36	0.00	6.39
30	15	2.11	2.05	0.53	0.97	3.25	0.02	6.21
45	15	2.31	2.04	0.53	1.18	3.44	0.05	6.45
60	15	2.84	2.31	0.60	1.56	4.12	0.17	8.00
75	15	2.56	2.36	0.61	1.25	3.87	0.13	8.01
90	15	2.10	2.23	0.57	1.16	3.63	0.00	8.18

表 3.5.21　Tonic 正态性检验表

观看时间 （min）	Kolmogorov-Smirnov(K)			Shapiro-Wilk		
	统计	df	显著性	统计	df	显著性
0	0.23	15	0.03	0.84	15	0.01
15	0.19	15	0.14	0.84	15	0.01
30	0.19	15	0.14	0.87	15	0.03
45	0.15	15	0.20	0.91	15	0.13
60	0.15	15	0.20	0.91	15	0.15
75	0.15	15	0.20	0.89	15	0.06
90	0.18	15	0.20	0.88	15	0.05

15 min、30 min 两组两种正态检验方法出现矛盾,需要结合看正态分布图判别是否正态分布,其Q-Q图显示见图3.5.13。已知正态分布图中数据越靠近直线越接近正态分布,越远离则非正态。图中数据分布都偏离直线较远,都视为非正态数据。

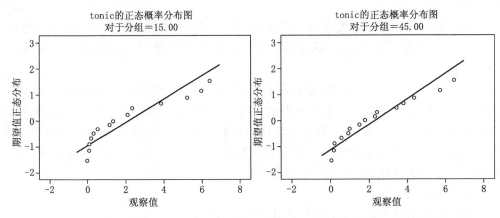

图 3.5.13　15 min vs 0、30 min vs 0 正态分布图

进行差异性分析,多组的正态检验结果为 $P(=0.99)>0.05$,继续进行单因素方差分析,得出 $P(=0.97)>0.05$ 不显著。接受零假设。其他差异性结果见表 3.5.22 总结。

表 3.5.22　Tonic 差异性分析表

组别	观看时长 (min)	均值 (μs)	标准差	正态检验结果	分析方法	P 值	均值变化	差异是否显著
15 min vs. 0	0	2.26	2.20	非正态	Wilconxon 秩和检验	0.63	降低	否
	15	2.12	2.22					
30 min vs 0	0	2.26	2.20	非正态	Wilconxon 秩和检验	0.71	降低	否
	30	2.11	2.05					
45 min vs 0	0	2.26	2.20	非正态	Wilconxon 秩和检验	0.85	上升	否
	45	2.31	2.04					
60 min vs 0	0	2.26	2.20	非正态	Wilconxon 秩和检验	0.44	上升	否
	60	2.84	2.31					
75 min vs 0	0	2.26	2.20	非正态	Wilconxon 秩和检验	0.77	上升	否
	75	2.56	2.36					
90 min vs 0	0	2.26	2.20	非正态	Wilconxon 秩和检验	0.76	上升	否
	90	2.40	2.23					

渐变水平上电导反应均无显著差异,即随着时间的变化,皮电的变化微弱,基础水平无显著性差异。对刺激性水平进行进一步分析确定,即对 Phasic 分析。

② Phasic 分析

突变激励的描述性统计见表 3.5.23。正态性检验表见表 3.5.24。

表 3.5.23　Phasic 差异性分析表

观看时间	数字	最小值	最大值	平均值	标准偏差	偏度		峰度	
（min）	统计	统计	统计	统计	统计	统计	标准错误	统计	标准错误
0	15	0.01	0.27	0.10	0.08	0.91	0.58	−0.26	1.12
15	15	0.01	0.39	0.11	0.11	1.69	0.58	2.39	1.12
30	15	0.01	0.39	0.10	0.12	1.32	0.58	0.93	1.12
45	15	0.01	0.34	0.11	0.11	1.42	0.58	0.88	1.12
60	15	0.01	0.28	0.13	0.09	0.42	0.58	−0.80	1.12
75	15	0.01	0.43	0.12	0.12	1.56	0.58	2.08	1.12
90	15	0.01	0.32	0.10	0.10	1.19	0.58	0.29	1.12

表 3.5.24　Phasic 正态检验表

观看时间	Kolmogorov-Smirnov(K)			Shapiro-Wilk		
（min）	统计	df	显著性	统计	df	显著性
0	0.22	15	0.05	0.87	15	0.04
15	0.30	15	0.00	0.79	15	0.00
30	0.26	15	0.01	0.78	15	0.00
45	0.28	15	0.00	0.78	15	0.00
60	0.15	15	0.20	0.94	15	0.36
75	0.25	15	0.02	0.82	15	0.01
90	0.23	15	0.03	0.83	15	0.01

多组上均值比较时，$P=0.90$，整体为正态分布数据，单因素方差分析显著性结果 $P=0.98$，此时多组水平差异不具有统计学意义。其他结果总结见表 3.5.25。

表 3.5.25　Phasic 显著性分析表

组别	观看时长（min）	均值（μs）	标准差	正态检验结果	分析方法	P 值	均值变化	差异是否显著
15 min vs. 0	0	0.10	0.08	非正态	Wilconxon 秩和检验	0.55	上升	否
	15	0.11	0.11					
30 min vs. 0	0	0.096	0.08	非正态	Wilconxon 秩和检验	0.38	上升	否
	30	0.099	0.12					
45 min vs. 0	0	0.10	0.08	非正态	Wilconxon 秩和检验	0.87	上升	否
	45	0.11	0.11					
60 min vs. 0	0	0.10	0.08	非正态	Wilconxon 秩和检验	0.36	上升	否
	60	0.13	0.08					

续表

组别	观看时长 （min）	均值 （μs）	标准差	正态检验 结果	分析方法	P 值	均值变化	差异是否 显著
75 min vs. 0	0	0.10	0.08	非正态	Wilconxon 秩和检验	0.76	上升	否
	75	0.12	0.12					
90 min vs. 0	0	0.096	0.08	非正态	Wilconxon 秩和检验	0.97	上升	否
	90	0.101	0.10					

对突变激励，即刺激的皮电水平统计显示，Phasic 电导水平在时间维度上无统计学意义。且其 P 值的水平变化无规律，可能跟电影的刺激程度有关。比如内容情节的发展、不同电影情节刺激点不同等因素都会导致刺激程度不同。

③ SC 分析

皮肤电导总水平的描述性统计见表 3.5.26。正态性检验见表 3.5.27。

表 3.5.26 SC 描述性统计

观看时间 （min）	数字	最小值 （M）	最大值 （X）	平均值 （E）	标准偏差	偏度		峰度	
	统计	统计	统计	统计	统计	统计	标准错误	统计	标准错误
0	15	0.12	8.10	2.36	2.27	1.51	0.58	2.01	1.12
15	15	0.14	6.78	2.35	2.19	0.98	0.58	−0.22	1.12
30	15	0.03	6.48	2.21	2.15	0.89	0.58	−0.47	1.12
45	15	0.06	6.77	2.42	2.1	0.83	0.58	−0.28	1.12
60	15	0.10	8.28	2.77	2.48	0.93	0.58	0.16	1.12
75	15	0.14	8.34	2.81	2.47	0.89	0.58	0.14	1.12
90	15	0.14	8.48	2.86	2.29	0.97	0.58	1.26	1.12

表 3.5.27 SC 正态性分析

分组 （min）	Kolmogorov-Smirnov（K）			Shapiro-Wilk		
	统计	df	显著性	统计	df	显著性
0	0.23	15	0.03	0.84	15	0.01
15	0.22	15	0.05	0.86	15	0.03
30	0.20	15	0.09	0.87	15	0.03
45	0.16	15	0.20	0.91	15	0.12
60	0.14	15	0.20	0.90	15	0.10
75	0.16	15	0.20	0.91	15	0.13
90	0.19	15	0.14	0.91	15	0.15

多组水平上,SC 的数据组 $P(=0.992)>0.05$,则为正态分布数据,由于变量是单变量,观看时间的分组,因此,进行单因素方差分析。得出结果 $P(=0.975)>0.05$,因此,多组水平上不具有统计学意义。进一步对观看前和观看后的数据组进行分析。

已知 0 组为非正态分布数据组,因此,后面的两两均值比较均使用 Wilcoxon 秩和检验。其差异性分析结果见表 3.5.28。

表 3.5.28　SC 显著性结果

组别	观看时长 （min）	均值 （μs）	标准差	正态检验结果	分析方法	P 值	均值变化	差异是否显著
15 min vs. 0	0	2.36	2.27	非正态	Wilconxon 秩和检验	0.95	降低	否
	15	2.35	2.19					
30 min vs 0	0	2.36	2.27	非正态	Wilconxon 秩和检验	0.72	降低	否
	30	2.21	2.15					
45 min vs 0	0	2.36	2.27	非正态	Wilconxon 秩和检验	0.87	升高	否
	45	2.42	2.13					
60 min vs 0	0	2.36	2.27	非正态	Wilconxon 秩和检验	0.72	升高	否
	60	2.77	2.48					
75 min vs 0	0	2.36	2.27	非正态	Wilconxon 秩和检验	0.60	升高	否
	75	2.81	2.48					
90 min vs 0	0	2.36	2.27	非正态	Wilconxon 秩和检验	0.47	升高	否
	90	2.86	2.29					

由表 3.5.28 可知,未观看的电导总水平和观看后的电导总水平无差异性的变化,但其 P 值的变化较规律,见图 3.5.14。

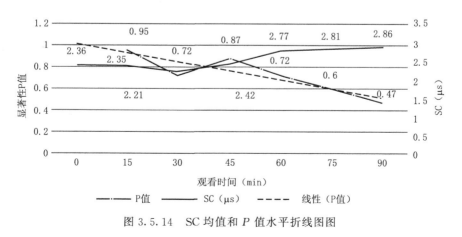

图 3.5.14　SC 均值和 P 值水平折线图图

图 3.5.14 可以清晰得知 P 值呈现不断下降的趋势,这说明时间延长后可能会导致电导总水平的显著变化。而均值则表现了其电导水平的上升。已知电导水平在人疲劳、分泌汗液时,水平上升,因此可以推断被试有着客观疲劳倾向,但变化不显著。

综上所述的 3 个分指标对 EDA 进行显著性分析,可知三种指标,不论是稳态水平还是激励水平都没有剧烈的变动,在总电导水平上有缓慢上升趋势,但不明显。皮电受多方因素的影响,因此,不能直接认为其水准上升和视觉疲劳有关联。需进一步分析。

(4)PPG

对于 PPG 的分析分为时域分析和频域分析。其中时域分析包括 PPG 脉搏波R-R 间期均值水平分析(信号中相邻 R 波之间的距离)、SDNN 分析。SDNN 反应R-R 间期标准差,通过对 SDNN 分析可知其变动值水平。频域分析则包括 LF/HF、LF、HF。LF 象征低频水准,HF 则象征高频水平,LF/HF 则表示脉搏的稳定性。

① HRV 时域分析

首先对 RR 间期均值,即 AVNN 进行统计描述,见表 3.5.29。其正态性检验结果见表 3.5.30。

表 3.5.29 AVNN 描述性统计

观看时间(min)	数字统计	最小值(M)	最大值(X)	平均值(E)	标准偏差	偏度		峰度	
		统计	统计	统计	统计	统计	标准错误	统计	标准错误
0	15	633.62	1278.57	841.62	145.60	1.91	0.58	5.81	1.12
15	15	598.24	2605.24	1104.80	569.91	1.80	0.58	2.53	1.12
30	15	627.73	1161.83	862.44	129.11	1.09	0.58	2.27	1.12
45	15	699.52	1311.23	897.23	140.31	1.91	0.58	5.22	1.12
60	15	639.56	1230.50	896.54	137.69	0.07	0.58	1.77	1.12
75	15	622.40	1070.36	872.92	111.27	−0.29	0.58	0.88	1.12
90	15	642.86	1283.97	920.20	147.90	0.73	0.58	1.97	1.12

表 3.5.30 AVNN 正态性检验

观看时间(min)	Kolmogorov-Smirnov(K)			Shapiro-Wilk		
	统计	df	显著性	统计	df	显著性
0	0.24	15	0.02	0.82	15	0.01
15	0.30	15	0.00	0.73	15	0.00

观看时间	Kolmogorov-Smirnov(K)			Shapiro-Wilk		
（min）	统计	df	显著性	统计	df	显著性
30	0.27	15	0.01	0.84	15	0.01
45	0.24	15	0.02	0.83	15	0.01
60	0.17	15	0.20	0.95	15	0.51
75	0.12	15	0.20	0.97	15	0.86
90	0.16	15	0.20	0.94	15	0.42

其多组水平数据组正态性为 0.00，使用 Kuruskal-wallis 多组非参数检验，结果卡方为 5.54，差异性结果值为 0.48，大于 0.05，此时多组水平上 AVNN 值无明显差异性，即 R-R 间期的均值变化无统计学意义。

0 min 组为非正态组，因此，两两均值比较全部使用 Wilcoxon 秩和检验。其差异性结果见表 3.5.31。

表 3.5.31　AVNN 差异性分析

组别	观看时长 （min）	均值 （ms）	标准差	正态检验结果	分析方法	P 值	均值变化	差异是否显著
15 min vs 0	0	841.62	145.6	非正态	Wilconxon 秩和检验	0.25	增加	否
	15	1104.8	569.91					
30 min vs 0	0	841.62	145.6	非正态	Wilconxon 秩和检验	0.47	增加	否
	30	862.44	129.11					
45 min vs 0	0	841.62	145.6	非正态	Wilconxon 秩和检验	0.11	增加	否
	45	897.23	140.31					
60 min vs 0	0	841.62	145.6	非正态	Wilconxon 秩和检验	0.10	增加	否
	60	896.54	137.69					
75 min vs 0	0	841.62	145.6	非正态	Wilconxon 秩和检验	0.17	增加	否
	75	872.92	111.27					
90 min vs 0	0	841.62	145.6	非正态	Wilconxon 秩和检验	0.06	增加	否
	90	920.8	147.9					

上述 AVNN 指标显示随着时间增长，其值无明显的变化。且 P 值的变化无明显的规律性。因此不进一步分析。

对 SDNN，即 R-R 间期时长的标准差进行统计描述。见表 3.5.32。其正态性检验表见表 3.5.33。

表 3.5.32　SDNN 描述统计

观看时间(min)	数字	最小值(M)	最大值(X)	平均值(E)	标准偏差
0	15	41.11	497.46	184.75	147.74
15	15	22.89	2135.82	505.18	703.35
30	15	55.65	302.69	133.40	80.15
45	15	42.29	350.26	160.90	89.20
60	15	31.32	795.89	201.63	226.28
75	15	31.25	413.92	137.13	94.67
90	15	36.93	808.39	213.03	238.71

表 3.5.33　SDNN 正态性检验

观看时间(min)	Kolmogorov-Smirnov(K)			Shapiro-Wilk		
	统计	df	显著性	统计	df	显著性
0	0.20	15	0.09	0.86	15	0.02
15	0.30	15	0.00	0.70	15	0.00
30	0.23	15	0.03	0.85	15	0.02
45	0.17	15	0.20	0.95	15	0.52
60	0.31	15	0.00	0.75	15	0.00
75	0.21	15	0.08	0.84	15	0.01
90	0.37	15	0.00	0.63	15	0.00

　　首先对多组进行分析。方差齐性检验结果得知其多组正态性为 0.000,小于 0.05,则此时使用多组秩和检验。结果得卡方为 1.947,$P(=0.925)>0.05$,因而多组水平上 SDNN 无统计学意义。对未观看的 SDNN 和观看后的 SDNN 进行两两均值比较分析,其结果见表 3.5.34。

表 3.5.34　SDNN 差异性分析结果

组别	观看时长(min)	均值(ms)	标准差	正态检验结果	分析方法	P 值	均值变化	差异是否显著
15 min vs 0	0	184.75	147.74	非正态	Wilconxon 秩和检验	0.60	增加	否
	15	505.18	703.35					
30 min vs 0	0	184.75	147.74	非正态	Wilconxon 秩和检验	0.69	减少	否
	30	133.40	80.15					
45 min vs 0	0	184.75	147.74	非正态	Wilconxon 秩和检验	0.95	减少	否
	45	160.90	89.20					

组别	观看时长（min）	均值（ms）	标准差	正态检验结果	分析方法	P 值	均值变化	差异是否显著
60 min vs 0	0	184.75	147.74	非正态	Wilconxon 秩和检验	0.60	增加	否
	60	201.63	226.28					
75 min vs 0	0	184.75	147.74	非正态	Wilconxon 秩和检验	0.55	减少	否
	75	137.13	94.67					
90 min vs 0	0	184.75	147.74	非正态	Wilconxon 秩和检验	0.89	增加	否
	90	213.03	238.71					

由表 3.5.34 可知,呼吸频率的 R-R 间期标准差观看 3D 视频前后无显著性差异,其 P 值和均值变化均无明显规律。不对其进一步分析。

② HRV 频域分析

分别对 LF 低频水平、HF 高频水平、LF/IIF 稳定性进行统计与分析。其结果见表 3.5.35。

表 3.5.35　HRV 频域指标描述统计

指标	时间（min）	N	平均值	标准偏差	最小值	最大值
LF（Hz）	0	15	79290.00	177383.99	271.97	681591.80
	15	15	167905.19	356872.47	19.53	1379320.13
	30	15	3690.25	5678.72	260.81	20544.69
	45	15	36618.28	90789.81	236.19	358484.35
	60	15	27740.36	46354.38	123.41	136957.90
	75	15	5734.25	6639.02	69.71	22554.88
	90	15	35535.24	69136.99	72.34	255884.63
	总计	105	50930.51	162110.81	19.53	1379320.13
HF（Hz）	0	15	5842.40	7779.00	41.10	23733.53
	15	15	5805.07	9129.43	37.98	33054.83
	30	15	1940.33	3108.61	47.24	9699.10
	45	15	5979.47	8196.20	52.55	28006.68
	60	15	4494.92	8017.49	96.75	27798.73
	75	15	2530.09	2490.46	98.10	7804.74
	90	15	4125.80	3925.15	85.92	12763.17
	总计	105	4388.30	6603.43	37.98	33054.83

续表

指标	时间(min)	N	平均值	标准偏差	最小值	最大值
LF/HF	0	15	10.59	15.54	1.17	58.50
	15	15	31.84	57.79	0.29	208.99
	30	15	2.97	2.01	0.82	8.09
	45	15	5.61	6.53	0.71	23.10
	60	15	4.53	4.79	0.34	17.63
	75	15	3.08	2.79	0.31	9.29
	90	15	11.32	18.34	0.40	63.42
	总计	105	9.99	25.06	0.29	208.99

对 3 个指标进行正态性检验,其值见表 3.5.36。

表 3.5.36　HRV 频域指标正态性检验

指标	观看时间(min)	Kolmogorov-Smirnov(K)			Shapiro-Wilk		
		统计	df	显著性	统计	df	显著性
LF	0	0.37	15	0.00	0.51	15	0.00
	15	0.32	15	0.00	0.53	15	0.00
	30	0.30	15	0.00	0.66	15	0.00
	45	0.37	15	0.00	0.43	15	0.00
	60	0.38	15	0.00	0.66	15	0.00
	75	0.23	15	0.03	0.81	15	0.01
	90	0.37	15	0.00	0.56	15	0.00
HF	0	0.23	15	0.04	0.75	15	0.00
	15	0.28	15	0.00	0.69	15	0.00
	30	0.30	15	0.00	0.63	15	0.00
	45	0.28	15	0.00	0.76	15	0.00
	60	0.33	15	0.00	0.63	15	0.00
	75	0.20	15	0.13	0.88	15	0.04
	90	0.15	15	0.20	0.87	15	0.04
LF/HF	0	0.30	15	0.00	0.65	15	0.00
	15	0.32	15	0.00	0.61	15	0.00
	30	0.33	15	0.00	0.77	15	0.00
	45	0.25	15	0.02	0.75	15	0.00
	60	0.21	15	0.06	0.81	15	0.01
	75	0.25	15	0.02	0.85	15	0.02
	90	0.37	15	0.00	0.60	15	0.00

从表 3.5.36 中可知其正态性分布。首先进行多组水平检验,方差齐性检验结果可得 LF 的 P 值为 0.000,HF 的 P 值为 0.006,LF/HF 的 P 值为 0.000,则 3 种指标都使用多组非参数检验,即 Kruskal-wallis 秩和检验。其结果为 $P_{LF}(=0.498)>0.05$,$P_{HF}(=0.702)>0.05$,$P_{LF/HF}(=0.367)>0.05$,在 $\alpha=0.05$ 的水平上均不显著。对组内进行比较。表 3.5.36 中可知每组的正态性,均不符合正态分布,因此都使用 wilcoxon 秩和检验。最终分析得其差异性分析结果见 3.5.37。3 个指标 LF、HF、LF/HF 对照的未观看的原始均值分别是 79590.00 Hz、5842.4 Hz 和 10.59。

表 3.5.37　HRV 频域指标差异性分析结果

组别	频域指标	均值	P 值	是否显著	变化趋势
15 min vs. 0	LF	167905.19	0.98	否	升高
	HF	5805.07	0.76	否	降低
	LF/HF	31.84	0.66	否	向右偏移
30 min vs. 0	LF	3690.25	0.11	否	降低
	HF	1940.33	0.24	否	降低
	LF/HF	2.97	0.30	否	向右偏移
45 min vs. 0	LF	36618.28	0.66	否	升高
	HF	5979.47	0.92	否	降低
	LF/HF	5.61	0.24	否	向右偏移
60 min vs. 0	LF	27740.36	0.35	否	升高
	HF	4494.92	0.52	否	降低
	LF/HF	4.53	0.19	否	向右偏移
75 min vs. 0	LF	5734.25	0.40	否	降低
	HF	2530.09	0.55	否	降低
	LF/HF	3.08	0.06	否	向右偏移
90 min vs. 0	LF	35535.24	0.82	否	升高
	HF	4125.8	0.98	否	降低
	LF/HF	11.32	0.79	否	向左偏移

由表 3.5.37 可知,人的脉搏指标,频率总体上向右偏移,但只是趋势,并无显著性。低频和高频的脉搏也无显著性,说明短期内,脉搏的变化微弱,或观看 3D 视频对脉搏的影响较小。P 值无明显变化,因此也无法预测是否有更近一步的影响。

(5)RESP

① 时域分析

对呼吸频率指标的均值,即 AVRESP 进行时域分析。

呼吸频率均值的描述性统计见表 3.5.38。每组正态性检验结果见表 3.5.39。

表 3.5.38　AVRESP 均值描述统计

观看时间（min）	数字统计	最小值（M）统计	最大值（X）统计	平均值（E）统计	标准偏差统计	偏度统计	偏度标准错误	峰度统计	峰度标准错误
0	15	14.00	30.00	24.50	4.14	−1.26	0.58	1.72	1.12
15	15	20.00	28.00	23.57	2.41	0.02	0.58	−.034	1.12
30	15	12.00	31.00	22.21	5.53	−0.22	0.58	−0.69	1.12
45	15	10.00	31.00	23.50	5.43	−0.89	0.58	1.35	1.12
60	15	14.00	26.00	21.93	3.37	−1.09	0.58	0.80	1.12
75	15	10.00	30.00	23.00	4.64	−1.46	0.58	3.91	1.12
90	15	3.00	28.00	19.57	7.32	−1.05	0.58	0.40	1.12

表 3.5.39　AVRESP 均值正态性检验

观看时间（min）	Kolmogorov-Smirnov(K) 统计	Kolmogorov-Smirnov(K) df	Kolmogorov-Smirnov(K) 显著性	Shapiro-Wilk 统计	Shapiro-Wilk df	Shapiro-Wilk 显著性
0	0.175	15	0.20	0.903	15	0.11
15	0.163	15	0.20	0.937	15	0.35
30	0.119	15	0.20	0.968	15	0.83
45	0.140	15	0.20	0.929	15	0.27
60	0.191	15	0.14	0.899	15	0.09
75	0.215	15	0.06	0.874	15	0.04
90	0.177	15	0.20	0.898	15	0.09

多组上的正态检验值为 0.02，小于 0.05，因此，使用 Kruskal-wallis 秩和检验。其差异性检验结果值为 0.31，卡方 7.12。此时检验结果为多组水平上无统计学意义。进行两两均值比较，其结果见表 3.5.40。

表 3.5.40　AVRESP 均值差异性分析结果

组别	观看时长（min）	均值（rmp）	正态检验结果	分析方法	P 值	均值变化	差异是否显著
15 min vs. 0	0 15	24.50 23.57	正态	独立样本 T 检验、配对 T 检验	0.46,0.36	降低	否
30 min vs. 0	0 30	24.50 22.21	正态	独立样本 T 检验、配对 T 检验	0.21,0.14	降低	否
45 min vs. 0	0 45	24.50 23.50	正态	独立样本 T 检验、配对 T 检验	0.58,0.55	降低	否

组别	观看时长（min）	均值（rmp）	正态检验结果	分析方法	P 值	均值变化	差异是否显著
60 min vs. 0	0 60	24.50 21.93	正态	独立样本 T 检验、配对 T 检验	0.07,0.10	降低	否
75 min vs. 0	0 75	24.50 23.00	非正态	Wilcoxon 秩和检验	0.27	降低	否
90 min vs. 0	0 90	24.50 19.57	正态	独立样本 T 检验、配对 T 检验	0.03,0.06	降低	是

结果显示，AVRESP 在 90 min 时达到了显著性水平，观看 90 分钟 3D 电影的呼吸频率均值较未观看 3D 电影的均值明显降低，结合主观调查中的疲劳评分得知，90 min 时随着主观疲劳的出现，呼吸频率下降明显。

② 频域分析

呼吸的频域分析指标分别是 Power 和 Peak，两种指标分别代表了呼吸频带的功率和呼吸频率最大值，即呼吸功率和呼吸峰值。对两种值进行描述统计，见表 3.5.41。

表 3.5.41　RESP 频域分析指标描述统计

指标（min）	观看时间	N	平均值	标准偏差	平均值95％置信区间 下限	平均值95％置信区间 上限	最小值	最大值
Power（%²）	0	15	538.05	436.21	296.48	779.6107	18.00	1410.45
	15	15	333.17	296.45	169.00	497.3351	28.39	865.70
	30	15	276.79	253.75	136.27	417.3137	27.45	922.02
	45	15	268.12	262.57	122.71	413.5325	14.80	828.47
	60	15	85.89	56.45	54.63	117.1496	8.56	190.67
	75	15	240.71	251.32	101.53	379.8895	14.32	913.20
	90	15	197.12	201.31	85.64	308.6028	12.74	598.58
	总计	105	277.12	294.03	220.22	334.0241	8.56	1410.45
Peak（Hz）	0	15	0.62	0.09	0.57	0.67	0.40	0.80
	15	15	0.65	0.08	0.60	0.69	0.50	0.80
	30	15	0.64	0.07	0.596	0.68	0.50	0.80
	45	15	0.66	0.08	0.61	0.70	0.50	0.80
	60	15	0.67	0.08	0.62	0.72	0.50	0.80
	75	15	0.64	0.08	0.59	0.68	0.50	0.80
	90	15	0.62	0.09	0.57	0.66	0.40	0.70
	总计	105	0.64	0.08	0.63	0.65	0.40	0.80

其正态性的分布见表 3.5.42。

表 3.5.42　RESP 频域分析指标正态检验

指标	观看时间 (min)	Kolmogorov-Smirnov(K)			Shapiro-Wilk		
		统计	df	显著性	统计	df	显著性
Power (%²)	0	0.17	15	0.20	0.92	15	0.21
	15	0.18	15	0.20	0.88	15	0.04
	30	0.19	15	0.14	0.85	15	0.02
	45	0.20	15	0.12	0.85	15	0.02
	60	0.17	15	0.20	0.94	15	0.33
	75	0.20	15	0.11	0.83	15	0.01
	90	0.30	15	0.00	0.80	15	0.00
Peak (Hz)	0	0.28	15	0.00	0.89	15	0.06
	15	0.26	15	0.01	0.88	15	0.04
	30	0.29	15	0.00	0.85	15	0.02
	45	0.22	15	0.04	0.90	15	0.09
	60	0.19	15	0.14	0.90	15	0.10
	75	0.20	15	0.10	0.90	15	0.10
	90	0.27	15	0.01	0.80	15	0.00

先对整个多组进行差异性分析，Peak 的正态检验值为 $P=0.994$，数据组符合正态，使用单因素方差分析。得出 $P(=0.618)>0.05$，则多组间峰值无显著性差异。

对 Power 值进行多组显著性检验，显示其多组分布不符合正态 $P(=0.000)<0.05$，使用多组秩和的分析方法，得出卡方 13.180，$P(=0.04)<0.05$，具有显著性分布趋势。此时得出了多组上的趋势，但没有对组间进行比较得出具体差异比较结果，因此进行多组秩和的两两比较。由于 SPSS 没有多组秩和的两两比较方法，使用 SAS 9.4 中提供的 Dwass-Steel-Critchlow-Fligner 方法进行两两比较。其两两比较的结果见表 3.5.43。

表 3.5.43　Power 多组秩和两两比较

比较组	Wilcoxon Z	DSCF 值	Pr>DSCF
0 vs. 15	1.31	1.85	0.85
0 vs. 30	1.56	2.20	0.71
0 vs. 45	1.68	2.38	0.63
0 vs. 60	2.80	3.96	0.08
0 vs. 75	2.01	2.85	0.41
0 vs. 90	2.14	3.02	0.33

续表

比较组	Wilcoxon Z	DSCF 值	Pr＞DSCF
15 vs. 30	0.19	0.26	1.00
15 vs. 45	0.52	0.73	1.00
15 vs. 60	2.14	3.02	0.33
15 vs. 75	0.93	1.32	0.97
15 vs. 90	1.02	1.44	0.95
30 vs. 45	0.56	0.79	1.00
30 vs. 60	2.47	3.49	0.17
30 vs. 75	0.85	1.20	0.98
30 vs. 90	1.01	1.44	0.95
45 vs. 60	1.85	2.61	0.52
45 vs. 75	0.44	0.62	1.00
45 vs. 90	0.48	0.67	0.99
60 vs. 75	−1.60	2.26	0.68
60 vs. 90	−1.02	1.44	0.95
75 vs. 90	0.23	0.32	1.00

经过上述两两比较,发现 Power 值在多组上呈现显著,但无法在两组间有明显差异结果。其均值趋势见图 3.5.15。从图中可以看出,Power 值呈现缓慢下降的一个总趋势,该指标同样反映了人体的呼吸功率下降,呼吸渐渐变缓,结合主观问卷等其他指标可知是由于 3D 视频观看导致的视觉疲劳所致。

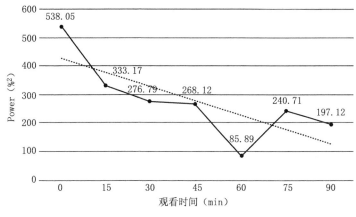

图 3.5.15　Power 多组均值折线图

对组间进行均值比较,已知 Power 和 Peak 未观看时的均值是 538.05%^{2} 和 0.62 Hz,将每个时间段的值与未观看时的值进行比较。根据其正态性确定分析方法,符合正态分布的使用 T 检验,不符合正态分布的使用 Wilcoxon 秩和检验。显著分析结果见表 3.5.44。

表 3.5.44 Power 多组均值折线图

组别	频域指标	均值	分析方法	P 值	是否显著	变化趋势
15 min vs 0	Power	333.17	Wilcoxon 秩和	0.19	否	降低
	Peak	0.65	Wilcoxon 秩和	0.52	否	升高
30 min vs 0	Power	276.79	Wilcoxon 秩和	0.12	否	降低
	Peak	0.64	Wilcoxon 秩和	0.81	否	升高
45 min vs 0	Power	268.12	Wilcoxon 秩和	0.09	否	降低
	Peak	0.66	配对 T 检验和独立样本 T 检验	0.11	否	升高
60 min vs 0	Power	85.89	配对 T 检验和独立样本 T 检验	0.00	是	降低
	Peak	0.67	配对 T 检验和独立样本 T 检验	0.03	是	升高
75 min vs 0	Power	240.71	Wilcoxon 秩和	0.04	是	降低
	Peak	0.64	配对 T 检验和独立样本 T 检验	0.40	否	升高
90 min vs 0	Power	197.12	Wilcoxon 秩和	0.03	是	降低
	Peak	0.62	Wilcoxon 秩和	0.86	否	不变

从表 3.5.44 得知,Power 值在 60 min、75 min、90 min 显著下降,且 Peak 值在 60 min 时显著升高。由主观问卷数据得知,被试疲劳评分在 60 min 后持续升高,但升高水平不高。Power 的 P 值变化图见图 3.5.16,Peak 的均值变化曲线图、Peak 的 P 值变化曲线图见图 3.5.17。

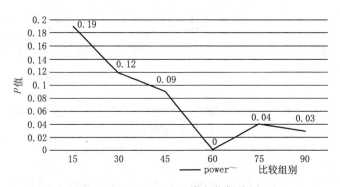

图 3.5.16 Power P 值变化折线图

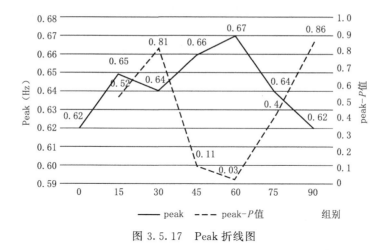

图 3.5.17 Peak 折线图

图 3.5.16 显示,Power 值即呼吸功率一直呈现下降趋势且其 P 值不断下降,至 60 min 时已经显著下降,说明被试疲劳影响了呼吸的功率均值。在 60 min 内更换设备的同时,人体得到了休息时间,因此呈现回升趋势。但 75 min 时其 P 值不再回升,90 min 时仍是下降趋势,说明随着时间的变动该指标呈现下降。即疲劳程度加深,Power 值下降。图 3.5.17 展示了 45 min、60 min 时 peak 值升高的显著性,但 peak 值升高的比较缓慢,变化趋势较微弱。在 60 min 得到短暂休息后即慢慢下降,且同 Power 值变化快,恢复慢不同,该指标显示被试的数值变化缓慢,恢复较快。综上所述,被试在 60 min 后进入了生理上的视觉疲劳状态。

(6)SKT

皮温随着时间变化的描述性结果见表 3.5.45。其正态性检验结果见表 3.5.46。

表 3.5.45 SKT 均值描述性统计结果

观看时间（min）	数字统计	最小值（M）	最大值（X）	平均值（E）	标准偏差	偏度		峰度	
		统计	统计	统计	统计	统计	标准错误	统计	标准错误
0	15	22.89	34.64	31.06	2.71	−2.04	0.58	5.85	1.12
15	15	22.72	35.68	32.30	3.17	−2.21	0.58	5.82	1.12
30	15	22.55	35.77	32.30	3.38	−1.97	0.58	4.49	1.12
45	15	23.87	35.40	32.81	2.74	−2.69	0.58	8.90	1.12
60	15	23.99	35.48	32.58	2.67	−2.60	0.58	8.33	1.12
75	15	22.49	35.22	32.03	3.30	−1.92	0.58	4.40	1.12
90	15	21.91	34.62	31.25	3.54	−1.51	0.58	2.28	1.12

表 3.5.46　SKT 均值正态性检验

观看时间	Kolmogorov-Smirnov（K）			Shapiro-Wilk		
（min）	统计	df	显著性	统计	df	显著性
0	0.22	15	0.04	0.82	15	0.01
15	0.30	15	0.00	0.76	15	0.00
30	0.28	15	0.00	0.80	15	0.00
45	0.32	15	0.00	0.69	15	0.00
60	0.26	15	0.01	0.72	15	0.00
75	0.23	15	0.03	0.81	15	0.00
90	0.23	15	0.03	0.84	15	0.01

多组间正态性检验值 $P(=0.85)>0.05$，判定为正态分布数据，进行单因素方差分析，得出其差异性 P 值为 0.66，大于 0.05，因此其变化值不显著。

两两均值比较使用 Wilcoxon 秩和检验。结果见表 3.5.47。

表 3.5.47　SKT 均值差异性分析

组别	观看时长（min）	均值（℃）	标准差	正态检验结果	分析方法	P 值	均值变化	差异是否显著
15 min vs. 0	0	31.06	2.71	非正态	Wilcoxon 秩和检验	0.04	升高	是
	15	32.30	3.17					
30 min vs. 0	0	31.06	2.71	非正态	Wilcoxon 秩和检验	0.06	升高	否
	30	32.30	3.38					
45 min vs. 0	0	31.06	2.71	非正态	Wilcoxon 秩和检验	0.00	降低	是
	45	32.81	2.74					
60 min vs. 0	0	31.06	2.71	非正态	Wilcoxon 秩和检验	0.02	升高	是
	60	32.58	2.67					
75 min vs. 0	0	31.06	2.71	非正态	Wilcoxon 秩和检验	0.22	升高	否
	75	32.03	3.30					
90 min vs. 0	0	31.06	2.71	非正态	Wilcoxon 秩和检验	0.47	升高	否
	90	31.25	3.54					

根据上述差异性分析结果可知，15 min 时被试的皮温显著升高，45 min 和 60 min 时均显著降低。在主观问卷的分析中得知，15 min 时被试尚未感受到视觉上的疲劳，且肌电、皮电、呼吸、脉搏等生理指标在 15 min 时也皆未显示疲劳状态。因此，可以排除是疲劳因素导致皮温的上升。考虑到试验过程的环境记录得知，试验环境较室外的环境温度高，被试在室内的前 15 min 回温，适应了室内的温度，因此 15 min 时皮温显著升高。45 min、60 min 时的指标显著下降符合主观评分的结果和

其他几个指标提供的疲劳证明,因此,可以认为在 45 min 时,被试感到了视觉疲劳,其呼吸的峰值偏移降低。60 min 时得到了几分钟的休息,75~90 min 内其均值皆回升,且 P 值远离了显著性。

(7)相关性分析

在不同时间维度上,生理信号指标可能有相互影响,因此,对生理信号进行不同时间组的多时域指标相关性分析。进行相关性分析的皆是该指标的时域平均值,不包括频域分析指标。

首先对 0 min,即空白对照组进行多指标的均值进行相关分析。检验正态性,见表 3.5.48。

表 3.5.48　多指标均值正态性检验

指标	Kolmogorov-Smirnov(K)			Shapiro-Wilk		
	统计	df	显著性	统计	df	显著性
EMG	0.13	15	0.20	0.96	15	0.67
EDA	0.23	15	0.03	0.84	15	0.01
PPG	0.24	15	0.02	0.82	15	0.01
RESP	0.18	15	0.20	0.90	15	0.11
SKT	0.22	15	0.05	0.82	15	0.01

根据正态性检验的结果,分别选择对应的相关分析方法。符合正态分布使用 Pearson 分析法,不符合正态的使用 Spearman 分析法。其结果见表 3.5.49。

表 3.5.49　多指标均值相关性分析

组别	分析方法	显著性	相关性
EMG-EDA	Spearman	0.64	−0.13
EMG-PPG	Spearman	0.21	−0.35
EMG-RESP	Pearson	0.61	−0.14
EMG-SKT	Spearman	0.28	0.30
EDA-PPG	Spearman	0.58	−0.16
EDA-RESP	Spearman	0.72	0.10
EDA-SKT	Spearman	0.70	0.11
PPG-RESP	Spearman	0.80	−0.07
PPG-SKT	Spearman	0.03	−0.56
RESP-SKT	Spearman	0.23	−0.33

相关性分析中,呈现显著性可排除偶然性,结果具有统计学意义。相关性代表

其线性相关程度大小。由表 3.5.49 可知,光电容积脉搏波(PPG)和皮温(SKT)之间具有显著相关性,且呈负相关,中度相关[$P(=0.03)<0.05,-0.06<r(=-0.56)<-0.03$],其他指标之间无线性相关。

对其他时间上的多指标之间的相关性进行统计分析,对具有相关性的指标均值进行统计总结,见表 3.5.50 所示。

表 3.5.50　多指标均值相关性分析总结

观看时间(min)	均值指标组别	分析方法	显著性	相关性
0	PPG-SKT	Spearman	0.03	−0.56
15	PPG-SKT	Spearman	0.04	−0.53
30	—	—	—	—
45	PPG-EMG	Spearman	0.01	0.67
60	—	—	—	—
75	PPG-SKT	Spearman	0.04	−0.52
	RESP-SKT		0.04	−0.55
90	EMG-PPG	Pearson	0.04	0.52

表 3.5.50 显示,PPG 与 SKT 具有负相关影响,受 EMG 均值正相关影响,SKT 和 RESP 相互之间亦有负相关的影响。即人体的生理指标不仅仅受外界和疲劳因素影响,也受人体本身影响。由于上述具有相关性的指标,在观看时间内随着疲劳程度加深,无显著变化,因此不作进一步的分析。

3.5.3　主要研究成果

3.5.3.1　数据分析结果

通过对数据进行分析总结,大体上两种方法,分别是差异性分析和相关性分析。差异性分析分为多组和组内,多组水平上根据正态性使用单因素方差分析和 Kruskal-wallis 验证各个指标受 3D 视疲劳的影响程度。组内水平上使用两两均值比较方法,符合正态性的使用 T 检验(包括配对 T 检验和独立 T 检验),其中配对 T 检验为主体结果。不符合正态分布的使用 Wilcoxon 秩和检验。

通过对每个指标检验,研究主要给出了各指标在时间维度上变化的差异性,同时也得出了各个指标对于 3D 视觉疲劳的敏感性和特点,例如呼吸频率在得到短暂休息后,其恢复特性上,Power 值和 Peak 值快慢不同且差异明显等。试验中,各指标受试验环境、被试个体差异、被试个数、试验时间等的影响。

综合之前分析,得出其总体的数据分析总结表,见表 3.5.51。

表 3.5.51 数据分析总结表

分析对象	指标名称	指标含义	分析结果
EMG (肌电)	时域分析-归一化均值	肌电的平均水平	60 min 被试肌电水平开始持续升高,被检测到的疲劳水平增长
	频域分析-平均频率	肌电的频率水平	平均频率大致下降但不明显,超过 1.5 h 可能会出现显著下降结果
EDA (皮电)	Tonic	皮电的基础电导水准	皮电水准皆无明显变化,但有上升的趋势,指标变化微弱,超过 1.5 h 可能会出现显著升高
	Phasic	皮电的激励水准,受到的刺激水平	
	SC	皮电总水平	
PPG (脉搏)	时域分析-AVNN	RR 间期序列的均值,计算在一定时间段内 R-R 间期的均值	无显著性结果,LF/HF 有不稳定,朝着右偏移的倾向,但不明显。脉搏信号的变化在 1.5 h 的 3D 显示下变动少,较微弱
	时域分析-SDNN	计算在一定时间段内,R-R 间期序列的总体标准差,反映心率的缓慢变化,是评估交感神经功能的敏感指标,当交感神经张力增高时其值降低	
	频域分析-LF	低频	
	频域分析-HF	高频	
	频域分析-LF/HF	表示低频带和高频带功率的比值	
RESP (呼吸)	时域分析-AVRESP	截取时间内的呼吸频率均值	90 min 时呼吸频率均值明显下降
	频域分析-Power	表示频带的功率	Power 值在 60 min、75 min、90 min 显著下降
	频域分析-Peak	表示在不同频带中功率最大值对应的频率	Peak 值在 60 min 时显著升高
SKT (皮温)	皮温均值	人体皮肤表面温度	受环境影响较大,如温差等。被试感到疲劳后 SKT 值下降,指标敏感,变化快恢复也快
数字校对作业	错误率	被试进行数字校对,其作业后的错误率	数字校对作业变化不明显,但有上升的趋势
闪光融合频率临界值	CFF	被试进行 CFF 测试后的客观数据	CFF 数值无明显变化,但有下降的趋势
主观问卷	疲劳评分	被试对主观上感受到的疲劳症状进行描述选择,并得出的评分	随着时间变化,被试主观疲劳程度逐渐上升
相关性分析	多时域均值指标	每个时段时域均值指标的影响程度	PPG 与 SKT 具有负相关影响,受 EMG 均值正相关影响,SKT 和 RESP 相互之间有负相关的影响。且上述影响对实验结果均无显著影响

经由上述的数据分析总结可知各个指标在观看 3D 电影试验过程中变化情况，了解视觉疲劳的程度，并得知相关指标针对 3D 显示所致视觉疲劳的敏感程度。具体内容如下：

(1)通过分析视觉疲劳症状评分问卷，多组水平上，0～75 min 内随着时间的增长，被试视觉疲劳程度增加。在 60 min 时，被试得到短暂的休息，因此 60～75 min 时评分显著下降。75～90 min 评分显著上升。在时间维度上，被试的视觉疲劳随着时间的增长不断增加。

两两比较可知，观看 3D 电影 45 min、60 min、75 min 和 90 min 后，相对未观看 3D 电影，被试视觉疲劳评分显著上升，即在 45 min 时被试就感到了明显的视觉疲劳。

(2)通过字幕比例与疲劳评分的显著性分析和相关性分析可知，被试观看字幕的比例程度对观看 3D 电影导致的视觉疲劳影响可忽略不计。

(3)被试观看过程中出现的视觉疲劳症状频次排序为：困倦、眼酸胀、眼干、视力模糊、头晕、眼刺痛和重影(同级)、眼流泪，头痛和呕吐最低。

(4)随着时间的增加，校对作业错误率缓慢上升，但差异不显著。90 min 内被试的校对作业错误率变化不大，且校对作业错误率受视觉疲劳的影响不明显。

(5)闪光融合频率临界值随着视觉疲劳程度的增加缓慢地下降，但差异性不明显。

(6)通过对肌电的时域指标归一化均值分析发现，随着视觉疲劳的增长，多组水平上，肌电水平不断升高。60 min 时，相对未观看 3D 电影，肌电水平从 0.86% 上升到 1.24%，被试的肌电水平显著升高。受到视觉疲劳影响，平均频率在 90 min 内下降缓慢，且变化不显著，如果进一步增加观看时间，平均频率可能会下降更多，需要进一步进行试验验证。

(7)观看 3D 电影使得视觉疲劳上升，导致 EDA 的水准不显著上升。

(8)观看 3D 电影前和观看后的 90 min 内，在视觉疲劳的影响下，AVNN(R-R 间期时长)增加，但差异不显著。根据 P 值降低的走势，90 min 之后其脉搏可能会有显著变化。SDNN 的变化差异不显著。LF/HF 的比值在观看前后差异皆不显著。

(9)视觉疲劳的增长导致呼吸频率变缓慢。未观看时同观看 90 min 后相比，呼吸频率从 24.50 rmp 显著下降至 19.57 rmp。60 min 时，疲劳程度加深，Power 值相对未观看时从 538.05%^{2} 显著下降至 85.89%^{2}。此时 Peak 值升高，从 0.28 Hz 显著上升至 0.67 Hz。

(10)视觉疲劳后短暂的休息使得 Power 值变化快，恢复慢，Peak 指标显示被试的数值变化缓慢，恢复较快。

(11)SKT 受室内外温差影响，在观看的同时回温，15 min 时显著上升；在视疲劳的影响下，未观看时的皮温相对观看 45 min 时的皮温从 31.06 ℃ 显著上升至 32.81 ℃。

（12）PPG 与 SKT、EMG 等生理信号具有相关性，SKT 和 RESP 相互之间有负相关。即人体的生理指标不仅受外界和疲劳因素影响，也受人体本身影响。

（13）主观上，被试在 45 min 时先感到显著的视觉疲劳，此时 SKT 显著变化，而肌电信号和呼吸信号在 60 min 左右出现缓慢变化。

3.5.3.2　主要结论

3D 显示所致的视疲劳是 3D 技术普及发展的重要问题之一。在 3D 显示的条件下，研究以 3D 显示对视觉疲劳造成的影响进行综合指标分析，以主观问卷、数字校对作业、CFF 值、肌电、皮电、脉搏、呼吸、皮温等生理信号对被试视觉疲劳状态进行记录及数据处理分析。其结论如下：

（1）通过问卷调查分析，随着时间的增长，被试观看 3D 电影视觉疲劳显著增加，且 45 min 时明显感到视觉疲劳。

（2）随着视觉疲劳的增加，45 min 时，皮温显著下降，60 min 时，被试肌电水平显著升高，且此时的呼吸频率、功率皆显著下降，呼吸的峰值上升。

（3）随着视觉疲劳增加，CFF 值下降、数字校对作业错误率上升，但皆无显著变化。肌电频率有渐缓趋势，但不明显。EDA 总电导水平增加但不显著。脉搏趋于不稳定，但变化微弱。

（4）在应用生理指标对视觉疲劳进行监测时，SKT 最为敏感，其次是肌电水平和呼吸频率、功率、峰值。皮电上升变化微弱，但需要进一步增加被试的测试时间。脉搏变化微弱。在使用 SKT 进行监测时，需要考虑室内外温度变化。

观看 3D 电影时，视觉疲劳的影响因素较多，上述结论可为未来利用生理指标监测 3D 视觉疲劳提供参考。

参考文献

［1］陈燕燕，王莉莉，杨兰兰. 不同照明环境下 2D/3D 显示视疲劳研究［J］. 电子器件，2016，**39**（2）：242-247.

［2］Hsu B，Wang M J. Evaluating the effectiveness of using electroencephalogram power indices to measure visual fatigue ［J］. *Perceptual and Motor Skills*，2013，**116**（1）：235-235.

［3］Iwasaki T，AkiyaS. The Significance of Changes in CFF Val-ues during Performance on a VDT-Based Visual Task［J］. *To-wards Human Work*，1991：352-357.

［4］Yano S，Ide S，Mitsuhashi T，*et al*. A study of visual fatigue and visual comfort for 3D HDTV/HDTV images［J］. *Displays*，2002，**23**（4）：191-201.

［5］Emoto M，Nojiri Y，Okano F. Changes in fusional vergence limit and its hysteresis after viewing stereoscopic TV［J］. *Displays*，2004，**25**（2/3）：67-76.

［6］Kim D，Choi S，Park S，*et al*. Stereoscopic visual fatigue measurement based on fusional response curve and eye-blinks［C］. 17th International Conference on Digital Signal Processing，DSP 2011，Academic，Corfu，2011：1-6.

[7] Li HCO,Seo J,Kham K,et al. Measurement of 3D visual fatigue using event-related potential (ERP):3D oddball paradigm[C].2008 3DTV-Conference:The True Vision-Capture,Transmission and Display of 3D Video,Academic,Istanbul,2008:213-216.

[8] 藤正巖,ほか.3Dコンテンツに関する調査研究報告書[R].日本:デジタルコンテンツ協会,2007.

[9] 太田啓路,河合隆史,ほか.立体映像を利用した眼精疲労軽減の一手法[J].映像メディア学会誌,2005,59(10):47-53.

[10] 江本正喜,正岡顕一郎,山之上裕一,et al.ステレオディスプレイ水平両眼視差と視覚疲労[J].VISION,2005,17(2):101-112.

[11] 河合隆史,岸信介.立体映像コンテンツ評価システムの開発[J].日本人間工学会大会講演集,2005,41:286-287.

[12] 岸信介,山添崇,柴田隆史.2眼式立体映像のコンテンツ評価システムの試作[J].映像情報メディア学会誌,2006,60(6):934-942.

[13] 沈丽丽,孙伟鹏.立体深度运动引发的立体视觉疲劳的脑电评估[J].工程科学学报,2017,

[14] 王静.基于功能磁共振的立体视觉功能区定位及观看3D电视视疲劳研究[D].南京航空航天大学,2016.

[15] 刘运周.观看立体图像时视觉疲劳的研究及改进措施[D].北京:北京邮电大学,2010:51-58.

[16] 吴莉芳.3D显示技术之视觉疲劳初步研究[J].企业技术开发,2015,34(15):3-5.

[17] 林丽媛.基于深度感知和运动感知的立体视觉舒适度研究[D].天津:天津大学,2016.

[18] 付东,曾超,姚剑敏,等.裸眼多视点3D显示技术开发与3D视觉健康研究[R].广东:TCL集团股份有限公司,2013.

[19] 石国忠.3D观看中的视觉疲劳研究[D].北京:北京邮电大学,2015.

[20] 丛晓妍,王增才,徐俊凯,等.瞳孔测量法应用于疲劳检测的适应性[J].长安大学学报(自然科学版),2015,35(06):135-140.

[21] 李小方,王琼华,李大海,等.柱透镜光栅3D显示器的视差范围与立体观看视疲劳的关系[J].光电子·激光,2012,23(5):873-877.

[22] 陈燕燕,王莉莉,杨兰兰.不同照明环境下2D/3D显示视疲劳研究[J].电子器件,2016,39(2):242-247.

[23] 王嘉辉,程义,李煜阳,等.3D显示方式与视差对视觉疲劳的影响研究[N].中山大学学报,2013-9(自然科学版).

[24] Bullough J D,Akashi Y,Fay C R,et al. Impact of Surrounding Illumination on Visual Fatigue and Eyestrain while Viewing Television[J].Journal of Applied Sciences,2006,6(8):1664-1670.

[25] 曹琦.人机工程[M].北京:科学技术出版社,1991.

[26] 景国勋,阚中阳,柴艺.不同高度照明灯对人的视觉识别性的影响研究[J].煤炭技术,2018,37(11):315-317.

[27] Chen L G,Wu S K,Chiu H P,et al. Evaluation of Three Tablet Computers at Two Levels of Ambient Illumination[J].Journal of Human-Computer Interaction,2016,32:394-401.

[28] 李德松.电子书显示器使用者的视距、荧幕角度、视觉绩效与疲劳[D].台北:台湾科技大学工

业管理系,2006.

［29］罗羽辰.视距与显示器种类对视觉绩效与疲劳之影响[D].台北:朝阳科技大学工业工程与管理系学位论文,2010.

［30］叶成文.基于心电肌电信号的汽车驾驶疲劳研究[D].合肥:合肥工业大学,2018.